バイオセラピー

息吹 友也

東洋医学的究極の健康法

Viotherapy

たま出版

まえがき

今回、究極の健康法について本を書くことになった。

西暦は二〇〇一年を越え、時代は新しい世紀へ移り変わっている。ところが、明るい話題は年々少なくなってきているようだ。子供の数は減り、高齢化が進み、構造不況はまだ長いトンネルを抜け出せないでいる。青少年の犯罪も増え、家庭内暴力、校内暴力、学校内殺人といった異常犯罪がそう珍しいことではなくなってきている。健康面からいっても、ガンや成人病は減る気配を見せないし、大気汚染や食品添加物やダイオキシンの問題も、当分の間大きな変革はなさそうである。

こんな世の中になることは、もう三十年以上も前から予想されていた。しかし、人間は日々の暮らしに精一杯で、この事態に真剣に取り組んでこなかった。物が溢れ、情報が溢れ、すべてにおいて豊かになったはずの日本人。しかし、心は満たされず、人生になんの目的も指針も見出せないでいる人々が増えている。物質文明の末にくる社会とはこんなものだ。多くの識者たちが「心の時代」といい始めたが、気づきのある人々は少ない。確かに、物や器だけが進歩して、肝心な心の進化が遅れていることは多くの人々がわかっているはずだ。だが実際のところ、心の平安や人生の指針を何に求めたらよいかわからない人々も多い。最近の宗教は怪しいものが多いし、哲学も自己中心的な理論が目立つ。政治も、結局は貧しい人々に何もしてくれないことが不況になるほどハッキリしたし、学校の教師も警察官も信じられないような事件を起こし、もう何も信用できない状況が続いている。

私は、本書を著す本当の意味がそこにあると思い、ペンを取った。本書は東洋医学を中心とした本となっているが、単なる健康書ではない。本当の健康を手にしたかったら、心から満たされないとダメだと思うからだ。だから本書は、体の健康、心の健康、人生の指針をテーマに書かれている。その人生の指針は、東洋思想だ。

我々は日本人という東洋人である。ある評論家が、

「日本人は自分たちのことを西洋人だとカン違いしすぎている」

といっていた。その意味は、あまりにもアメリカ的になりすぎた文化や思考への批判だった。私も同感だ。ある学者が三十年前にこんなことをいっていた。

「アメリカの文化をそっくりマネた日本は、いつかアメリカの病理までそっくりマネた社会を築く」

それが今、現実となった。キレる子供、学校に凶器を持ち込む子供、仕事をしない大人。誘拐、強盗、殺人、なんでもすぐ起こってしまう歯止めのない犯罪大国アメリカ。どうやら日本人は、西洋文化の恥部も、そっくりそのまま輸入してしまったようである。私は、アメリカという国は好きだし、大きな尊敬の念も持っている。しかし、日本人は変なところばかりマネしてしまったようだ。

今アメリカでは、イスラム教へ入信する人々が増えているという。アメリカは経済大国であるが、決して幸福大国ではないということらしい。そこで今こそ、東洋思想だと思うのだ。

日本人は和を重んじ、礼を重んじ、節度を重んじた。武道、茶道、華道、書道など、すべてに道を求め、そこに人生の目的や指針さえも重ね合わせていた。私は武道と書道の経験がある。武道では柔道と空手と、そして西洋の格闘技であるキックボクシングも少々学んだ。そこで大きく感じた違いがある。柔道や空手には、人間的にどうすべきかという心が教えの中にあった。一方、キックボクシングは、ただ勝つために何をすべきか、という技術にはすごいものがあった。しかし、それだけなのだ。武道はそれだけではなかった。時として、負けて勝つ、という精神も教えている。人間性や精神性を重視したのだ。また、同じ東洋でも、中国やインドなど広く世界を見渡せば、さらに指針の宝庫といえる。

私は東洋医学を専門に学んできた。その中国発生の東洋医学にも、道が存在している。医学は自然の摂理と一体であり、宇宙や大自然の働きにこそ、人の生きる理由があると考えている。つまり、体の健康も、心の健康も、人生の目的も、すべてが一体なのである。

よくいわれる言葉に、「西洋医学は木を見て森を見ない。東洋医学は森全体を見る」というものがある。つまり、すべてが相互に関係しあって成り立っていると考えるのが東洋思想の根源である。私は本書でその根源について述べている。

そのことこそが、今の我々に必要だと思ったからだ。本書は、あなたの考えを大きく変えてしまうかもしれない。自分中心から自然中心への変革である。人生の指針を手にして、心も体も健康になって、明るく前向きに生きていくお手伝いができたなら、このうえもない喜びである。

息吹　友也

バイオセラピー●目次

第三章　病は気から……………83

第四章　東洋医学の根源……143

第五章　心身を高める実践法……237

第一章

現代医療の問題点

西洋医学に足りないもの

近年、東洋医学への関心が増している。医療費の自己負担が増えたことや、西洋医学への不信感、民間療法のブームや健康食品の普及など、様々な要因が考えられる。では、東洋医学や民間療法は、本当に今後も世間の注目の的でいられるのだろうか。それらにはどんな利点や効能があるのだろうか。

私の基本的な考えは、西洋医学を出発点とする現代医学は素晴らしい、ということだ。効果がはっきりし、科学的である。今後も医療の中心であることは間違いないだろう。ところが、西洋医学にも欠点はある。

・システム化されて、患者という人間の心を重視しない傾向にある。
・薬や手術に頼りすぎて、副作用も多い。
・木を見て森を見ないといわれるように、病気の部分は治せても全体の体調は重視しない。
・忙しいあまり、医療ミスが多い。

・患者一人ひとりにしっかりとした時間を割いて対応できない。説明も少ない。
・病気治療には詳しいが、その他の〝なぜ病気になったのか。今後どうしていけばいいのか〟というトータルライフケアまではできない。
・個人によって体質もニーズも違うのに、一人ひとりに適応した細かな治療がない。
つまり、ビジネスでいうところの〝大企業病〟に似ている。大きな組織になればなるほどシステム化され、ベルトコンベアー式になり、画一化した商品やサービスしか提供できなくなる。クレームに対しても対応が遅くなり、新しく変化することすらできなくなる。

旅行業界では、昔は企業の団体客相手に画一化した料理とサービスですんだ時代があったが、今ではそうはいかない。個々のニーズに対応しなければ生き残れなくなった。レストラン業界でも、大型チェーン店の画一化された料理より、オーナーシェフのいる小さくても客の意見を聞いてくれるレストランが受けている。

現代医学の病院も最近は少しは患者の意見を聞こうと努力はしている。〝インフォームドコンセント〟、つまり患者に充分な説明と同意を求める医療である。しかし、日本の現実はまだまだ大企業病である。患者が素朴な疑問を尋ねると迷惑そうな顔をしたり、東洋医学について意見を求めたら怒り出した医者もいる。つまり、未だに偉そうにお高く止まった医者が多いのも事実なのだ。病院側の体質が変わらない限り、今後も東洋医学や民間療法へのニーズは増えるばかりだ。

私の治療院では、患者さんの医療への不満をできるだけ解消するように努めている。一人ひとりに時間をかけ、充分に話を聞く。ときには人生の相談までされることもある。そのときは、あらゆる運命学を駆使して解決策を考える。患者さんの育ってきた環境、現在の生活、食事内容、体質、考え方など、あらゆるものを知って、初めてその人が見えてくる。そして、東洋医学的見解、西洋医学的見解、民間療法的見解など、多方面からの情報を提供する。西洋医学の方が有効と思われる場合には、そちらをお勧めすることもある。

だから、私のところへ西洋医学の血液検査表を持ってくる患者さんも少なくない。

「病院では充分な説明がないので、先生教えて下さい」

そういってくる。私は東洋医学の他、西洋医学もかなり勉強した。西洋医学の先生に知人が多かったせいか、〝このままでは西洋医になった方がいいんじゃないか〟と思うくらい勉強した。そのせいで、西洋医学的検査表はすぐに説明してあげることができる。しかし、私は医者ではないので診断やいい切った発言はできない。だから医学書片手に、患者さんに手とり足とり検査表の見方を説明していく。本当は、こんなことはすべて病院がやらなくてはいけないことなのだ。

そしてまた、西洋医学で手術する前や手術後に、私のところへ来る方々も少なくない。術前と術後に東洋医学を受けた方が、その後の回復力が違う。医者で全治三カ月といわれたケガが、東医併用により一カ月半くらいで治ったケースもある。その患者さんに医者は、

「あなたは回復力が早いですねぇ。こんなケースは初めてだ」

といっていたそうだ。

また、私にいわせれば、今の医者は患者に対するケアが足りなさすぎる。手術を受ける患者さんは不安でいっぱいなのだ。だから、その病気に対しての原因や、そうなったと思われる生活や心の原因を突き止め、今後どうしたらそうならないかを話してあげる必要がある。そして、術後、毎日の生活はどのように送ればいいのか、どうしたら再発しないですむのかなど、細かく指導してあげる必要がある。そうすれば患者は安心するものだ。医者がそれをやらないから、私のところへ術後の指導を求めてくる患者さんが多い。そのと

きの患者さんが語る医者への不信感といったら、すさまじいものがある。

しかし、西洋医学が忙しさにかまけて、患者さん一人ひとりをしっかり見ないおかげで、東洋医学の存在価値が上がっていることも確かである。〝大病院の前にある東洋医学治療院は流行る〟という説があるが、それも頷ける話だ。考えようによっては、西洋医学の病院は今のままでよいのかもしれない。今のままでも充分に経営が成り立ち、充分に病気に対応しているのかもしれない。

変わったのは患者の意識の方だ。ならば、今後は患者の方でセレクトする必要がある。

「これは西洋医学。これは東洋医学。これは自分でやる民間療法で治せる」

と、自分自身で判断することが大切になってくる。そのためには、判断できるだけの広い知識が求められる。患者も勉強する時代だ。今までのように、医者がなんの説明もなく注射しようとしたら、しっかりいわなくてはならない。

「それはなんの注射ですか？　なんのために打つんですか？　私は今は必要ないと思います」

それくらい対抗していく覚悟が必要だ。それに対してしっかり説明する医者なのか、生意気だと怒る医者なのか、それでその医者の器量がわかる。

私の経験でいうなら、すぐ怒る医者、充分な説明をしない医者、迷惑そうに対応する医者、東洋医学や民間療法を頭から否定する医者、偉そうな医者、こんな医者には注意するべきだ。腕も、知識も、人間性も、最低ランクの医者といえる。本当によい医者とは、良識的で、人当たりもよく、患者の話をよく聞き、説明も充分にする。東洋医学にも好意的。そんな医者が本当に〝信頼できる医者〟といえるだろう。

医者に不向きな人材が医者になる

私は西洋医学の医師、そのご家族、西洋医学に関わって仕事をしている人々に知人、友人が多い。だから、西洋医学の悪口はいいたくない。しかし、このところ毎日のように医療ミスの報道があり、私のまわりでも西洋医学に対しての怒りの声があまりにも多いので、あえてここで西洋医学の問題点を考えたい。

私が親しくしているA総合病院のY先生が、ある日こんなことをいっていた。

「最近、医師に向かない人たちが医師になりすぎている」
「どういうことですか？」
「学校の勉強だけできたから、とりあえず医者になった。ところが医者になるということは、単に勉強ができるという問題以前に、心、志、思いやり、技術、適性といった大切なものが必要なのに、今の若い医者にはそれがない」

私は、同じことをC大学の医学部教授からも聞いた。どうして医者を目指したのかというと、単にお金になるからとか、社会的に地位が高い職業だからとか、そんな理由だけで医者になる人々が増えているのだ。昔の医者の理想像といえば、赤ひげ先生のような、苦しんでいる人々に心から接してくれるような人だった。それが今や、そんな理想を求める医者が少なくなっているという。

私は、最近どんな人々が医者になっているか、よく知っている。友人、知人に歯学部、医学部の学生が多く、その乱れた学生生活を実際に見てきたからだ。学生の中には、基本的に親がお金持ちのボンボンが多く、なんの苦労もしたことがない。私から見れば当たり前の努力を〝苦労した〟という。努力と苦労の違いもわからないのだ。努力とは実るもので、苦労とは実らない苦しみだけの連続である。学生のときから高級車を乗り回し、女性関係も乱れ放題。すべてがすべてとはいわないが、こんな学生がかなりいた。ボンボンで甘やかされて、世間の苦労などまったく知らないまま医者になり、〝先生〟と呼ばれる。

もちろん、私の知る限り、まじめな学生も多くいた。志を持って医者を目指し、苦労しながら大学に行っていた。以前は、志ある医師が多かったと思われるが、今や志なきボンボン医師がかなり増えているようだ。医者といってもただの人間だ。別に医者だから偉いということはない。ボンボン医師にとんでもない治療をされるのはまっぴらだ。自分の目で見て、心のある医師を見つけなくてはならない。志なきボンボン医師は、病院内では一見わからない。見分けるのにひと苦労だ。

私は副業で占い師を長いことやっていた。そのときの相談者の中で最も多かったのが、お医者さんの奥さんだった。病院では一見、まじめそうな医師である夫が、家に帰ってちょっと気に入らないことがあると、部屋中の物を壊し回ったりするという相談もあった。また別の件では、夫が看護婦に手をつけて、何人も愛人にして困まっているというものもあった。相談のほとんどが、夫の愛人問題、性格の幼なさ、金遣いの荒さなどだった。ある医師夫人は、「医者に人格はいらない（金さえあれば）」といっていた。

そのボンボン医師を見分けるひとつの方法がある。それは〝普通の人〟かどうか、という点だ。最近、医師や病院のとんでもない内情を書いた本などが多く出版されている。別冊宝島452「病院に殺される」（宝島社刊）などがそれである。その種の本の中で、ある女性体験者がこんなことをいっていた。

「私は、とんでもない医師に手術を勧められ、寸前になって病院を変えて救われた。悪い医師を見抜く方法は、その医師が〝普通の人〟であるかどうかだと思う」

その通りだ。ボンボン医師は世間を知らない。経験もない。そんな自分をよく見せようと必死に偉そうな態度をとる。また、あまり勉強もしていないので、患者の質問に対して適当にしか答えない。もしくは怒り出す。

とにかく、いろいろこちらから話してみて、見抜くといい。ボンボン医師は、偉そうな態度、ロクに説明もしない、東洋医学や民間療法をバカにする、どこか冷たさを感じる……などの特徴がある。ボンボンでも、医師としての技術が高ければまだ許せるが、そういう人間に限って腕がない。そのくせ「私の技術は最高」と口だけは大きい。本当に高い技術を持った医師は、技術と同様、心遣いも細やかだ。人当たりもよく、なんでも親切に答えてくれる。まさに〝普通の対応をしてくれる普通の人〟だ。

私が見たとんでもない医者たち

ある時期、私の妻が胃腸を壊したことがあった。ストレスや過労によるものと思われた。その場で私が東洋医学で治療してもよかったが、大事をとって一度病院で検査してもらうことに決めた。そこで休日に救急外来のある大学病院へ行った。そこで、とんでもない女医に出会ってしまった。

そこは、大病院らしく五、六名の医師が各診察室にいて、多くの患者をまるで流れ作業のように診察していた。私と妻もそこで待つ患者に混ざって待たされた。救急外来で入ったのにも関わらず一時間以上待たされて、やっと診察室へ通された。そこにいたのが塩島(仮名)という女医だった。私は診察室の隅で、ジッと見守っていた。

塩島女医は、妻をベッドに寝かせ、軽く腹診をした。しかし、それは腹診といえるほどしっかりしたものではなく、ただおなかを触っただけ。素人はごまかせても、医学的知識のある私の目はごまかせなかった。「いい加減な診察をする女医だなあ」と私は思った。

妻は自分の胃腸の具合を詳しく話し出した。しかし、声を出すのもつらいほど体調が悪かったので、私が補足説明をした。そのとき、

「あなたはうるさいから出て行きなさい‼」

そういってその女医は、私を無理矢理診察室から追い出した。その後も妻の話ではロクに話も聞かず、しまいには、

「なんで休日に胃が痛くなるの‼　明日きなさい‼」

といって、ほとんど診察もせず追い返すように出されたという。

妻は泣きながら待合室に帰ってきた。あまりにもひどい対応に、私はそこにいた看護婦に抗議した。しかし、一方的に看護婦が謝まるだけで、塩島女医は顔を見せることもなかった。看護婦もはっきりとはいわなかったが、塩島女医はかなり問題のある女医らしかった。

結局、妻はいろいろと病院を変えたが、どの病院でも信頼できる医師とは出会わなかっ

たという。検査の結果は、すべて異常なし。しかし、自覚症状として胃腸の痛みはある。

ある男性医師に、

「私の症状の原因はなんですか？」

と妻が聞いたら、

「ボクは神様じゃないからわからない」

といわれたそうだ。結局、どの病院も役に立たず、私が妻を治すことになった。東洋医学的診断をし、胃腸が悪くなったと思われる原因となった心の持ち方を指摘し、ストレス解消の仕方などの指導を行った。そして、数回の治療で、ほぼ体調が元に戻った。妻はいった。

「病院の医者は、ボクは神様じゃないからわからないといったのに、あなたは納得のいく原因を突き止め、治した。だからあなたは神様だ」

私は自分を神様とは思わないが、他の多くの医師よりは、人間の体について深く深く研究しているという自信はある。心も体も含めて。

最近ＮＨＫの番組で「今の医師は患者の体を知らない」というようなテーマが取り上げ

られた。今は血液検査などのデータだけが重視される。そのせいで、昔ながらのおなかを触って調べる腹診などができない医師が増えているそうだ。それから今の医師は、医学知識が少ないようだ。単にデータを読む人になりつつある。実際に医学知識が深いのは、〝生検〟と呼ばれる職業の医師だ。つまり、血液や細胞を見て、病名や余命を判断する人たちのことだ。私の知人にも〝生検〟の医師がいるが、医学的判断がとても正確であるのには驚かされる。つまり、今の医師は、患者と生検との間にいる〝データの読み係〟になりつつある。そうならないためにも、もっともっと〝人間〟を研究すべきであると思う。

結局、妻はそれ以来、医者を信じなくなった。そしてこの言葉をよくいうようになった。

「今まで病院とは、病気を治してくれるところだと思ってどこか安心していた。でも実際はそうじゃなかった。病院も医者も結局は何もできない。頼れるのは自分しかいない。自分の体のことは自分がなんとかしなきゃダメなんだ」

そのことに気づいた妻は、いかに治療より予防が大事かということに気づき始めた。大嫌いな人間たちのいる病院、心のない人間たちの集まりである病院、そんなところに行きたくないなら、病気になる前に予防するしかないのだ。

まだいるとんでも医師

私の実体験をお話ししたい。

ハードな仕事が続き、私はかなり疲れていた時期があった。そのとき、立て続けに菌にやられてしまった。ひとつは、生サンマの刺身にあたり、その後すぐに公衆浴場で大腸菌に感染した。一般的な知識では、公衆浴場で感染することはまず考えられない。しかし、それは法律を守って毎日しっかりお湯換えをしている場合である。保健所にいわせれば、毎年公衆浴場が原因で死者が出るそうである。主にレジオネラ菌に感染した場合、死に至るケースがある。O—157という大腸菌も浴場で感染するという記事が出たこともあった。もちろん、これらは清潔な浴場ではまず考えにくいことであることは確かだ。

私が感染したのは、浴場内にあるプールだった。その日、そのプールは、多人数が入った後らしく、かなり汚なかった。水が白く、いや、むしろグレーに濁っていた。私はそんな水でも、きっと万全に消毒をしているに違いないと思い込み、かなり泳いだり潜ったりした。それがいけなかった。そのとき、口にも水が入った。それからジャグジーによって、おしりや尿道にも水が入ったようだった。

そして次の日から、症状に苦しみ出した。下痢や排尿痛もあった。私は「急性感染症には東洋医学より西洋医学だ」と思い、薬局で抗生物質を買うことにした。症状から見て、原因は大腸菌であると判断できた。しかし、抗生物質はなかなか市販されておらず、仕方なく一般の病院へ行くことにした。それがいけなかった。

近くの駅前にある診療所へ行ってみた。すると、そこは患者が一人もいなかった。なのに看護婦は五、六人いた。中へ入ると、四十代後半と見られる小太りの男が、偉そうにイスにふんぞり返って座っていた。T医師である。

私が症状を少し説明したところで、いきなり彼はこういった。

「尿道も痛い？　それはクラミジアだ‼」

「エッ？　クラミジアってあの性病の⁉」

私は驚いた。T医師は続けた。

「男で尿道が痛いといったら、まず性病だ。あなたもヘンな店に行ったんでしょ」

とても医師がいうセリフとは思えなかった。そして私をニヤケた顔で見た。

「私はそんなところへ行ってないですよ。これは大腸菌で、感染したのは公衆浴場ですよ」

私がそういうと、T医師は急に怒り出した。

「公衆浴場で病気が感染することは絶対にない！　あなたはクラミジア以外考えられない!!」

私は「こんな人間と話しても仕方ない」と思い、口を閉じた。そしてとにかく、尿検査等をされることになった。

そのとき看護婦が私に紙コップを手渡した。そして早口で、

「ここに尿を入れてきてください。トイレは受付横です」

といった。まだ二十代の若い看護婦と思われたが、そのいい方ときたら、とても心のある人間の言葉とは思えないほど粗暴なものだった。私はもう一度確認の意味で聞いた。

「ここに尿を入れればいいんですね？」

するとその看護婦は急に怒ったようにいった。

「はあ？　あなた、私が今いったでしょ！　聞こえなかったの!?」

そういって、私のことを「こいつバカか？　一度いってわからんのか？」と人を小馬鹿にしたような顔でにらんだ。

私はいいようもない怒りを通り越して、もうあきれて声も出なかった。

「医者が医者なら、看護婦も看護婦だ。ここは悪魔の館か？」

そう思って恐ろしくなり、さっさと尿を入れてこの診療所をあとにした。

それから一週間後。検査結果を聞くために、私は再び診療所を訪れた。私の体調はすっかりよくなっていた。

T医師は、機嫌が悪そうに検査結果を見ていた。そしてこういった。

「検査の結果、クラミジアではなかったです」

「そうでしょうね。私にはそんな憶えがないですから」

そう私がいうと、彼はとんでもないことをいった。

「いや、あなたは性病だ。クラミジアではなく、他の性病に違いない!!」

私はビックリして開いた口がふさがらなかった。そして私はいった。

「じゃあ、その性病検査をして下さい」

そういうと、彼は少し困ったようにこういった。

「他の性病検査をするには、二十万円かかりますよ」

何を根拠に二十万円という数字が出てきたのか、私はこの人間の頭の中がわからなくなった。ただ、二十万円といえば私がそれ以上検査を望まないと思ったのだろう。とにかく負けず嫌いのプライドだけの最低の人間が、私の目の前にいた。私は、こんな人間とは一分でも長く話したくないと思い、こういった。

「クラミジアではないとすると、私のいっていた大腸菌は検査していただいたんでしょうね」

「いや、そんなもの検査しないよ。大腸菌であるわけがないと思ってたから」

この彼の言葉で私は愕然とした。

（こんな人間が医者だなんて……）

そう思って無口になった私は、それ以上何もいわず、足早に診療所をあとにした。そのとき、ハッと気がついた。こんな病院だから、患者が一人もいなかったんだ‼ そういえば、前回も今回も、私は一人として患者を見たことがなかったのだ。

結局私は、この診療所からもらった薬をほとんど飲むことなく感染症を治した。処方された薬は強すぎて、頭痛などの副作用が起きたからだ。私は東洋医学と健康食品だけで治した。あらためて、自然治癒力のすごさを思い知らされた。

信じられない医者の対応

あるとき私は、過労のためにダウンした。山のような仕事で、一年以上も休日らしい休日は取っていなかった。それで遂にダウン。早朝、急に心臓が苦しくなり、呼吸がしづらくなり、気も遠のいていきそうになった。このまま死ぬんじゃないかと思われるほどの苦しみが襲った。そのまま私は救急車で病院へ運ばれた。

ところがである。病院に着いてベッドに寝かされたまま、三時間、医師がこない。ときどき看護婦さんがきて心電図をチェックするが、それっきり。結局私は、苦しみと不安の中で三時間も放置されたままだった。そのうち私の意識も体調も落ち着きを取り戻した頃、やっと医師がやってきた。そして開口一番、

「今日は患者がいっぱいだから、それが終わってからまたきます」

そういって、さらに一時間も待たされた。そして一時間後、医師は現れてこういった。

「血圧、心電図とも特に異常なし。原因は過労でしょう。念のため再検査するから、二カ月後にきて下さい」

そういって、私の顔を一回も見ないで、別室へ消えていった。私はあっけに取られて言葉もなかった。こんな対応があっていいのか？

たまたま私の体調が自力で戻ってきたからよかったが、そうでなかったらこの医者はいったいどんな対応をしたのだろうか？　私は人知れず病院のベッドで息を引き取っていたかもしれない。結局のところ、医者は何もしてくれない。医者が人の命を救うなんてウソだ。自分の命、自分の健康は自分で守らなければならない。そう確信した。

しかも二カ月後に検査とは、どういうことだ？　患者は不安なのだ。その日に検査したっていいくらいだ。なのに「忙しくてスケジュールが二カ月後でないと空いてない」という医師の一方的な理由で、二カ月後まで検査を延ばされてしまった。

二カ月後、私は再び病院へ。しかしなんと、その医師は休みを取っていた。患者をバカにするのもいいところだ。結局、別の医師が担当となり、その医師の患者診察が終わるまで、また三時間待たされた。検査の結果、なんの異常もなく、やはり原因は過労のみということだった。私は、私の体については安心したが、病院や医師への不信感はますます強くなった。

私はこのことを何人かの知人に話した。すると、やはり医者や病院への不満を同じように持っている人が多かった。だがそのことより、次のことに皆の関心は高かった。

「しかし、そんなに体を酷使して倒れても、検査の結果が異常なしとは、息吹さんはいったいどんな体をしてるんですか?」

皆、そっちの方が不思議らしく、詳しく聞きたいようだった。

確かに私は、よく働く。人の二倍から三倍は仕事をしているかもしれない。そう考えるとタフだ。やはり私のやっている健康法バイオセラピー理論は、効果が高いと実感した。

薬の副作用で自律神経失調症に

五十代のある女性の話である。彼女は、健康診断で血圧一六〇の高血圧と診断された。そこで早速、医者からあれこれ薬を手渡された。彼女はそれをまじめに飲んでいたが、その薬を飲み始めてから体調が急に悪くなり出した。

そこで医者にその旨を伝えると医者は、

「そんな副作用はあるはずない。とにかく薬を飲み続けなさい」

といった。彼女はその言葉を信じ、二カ月間薬を飲んだ。その間、日に日に体調は悪化し、頭痛や足のしびれ、おなかのしびれ、ときには「もう殺して!」と思うほどの痛みが襲ってきた。それでも医者は、薬の副作用であるわけがないといった。そして、神経科に回された。

そこでも薬をもらい、高血圧と神経症の薬を飲むことになった。ところが、それで症状がよくなるどころか、さらに悪化。彼女は身の危険を感じて、薬をやめた。すると、いくらか体調が楽になった。だが、そのときはもう遅く、完全に自律神経失調症状態になっていた。

頭痛、おなかや足のふるえ、頭や体のアチコチで風が吹いている感じ、不眠、長時間立っていられない、座ってもいられない、すぐ疲れるなど、あらゆる不調が慢性化してしまったのだ。医者は、薬の副作用でそんな症状が出るとは書いていない、といったそうだ。これは私にいわせれば〝人間〟をよく知らない医者の発言だ。

人は千差万別。すべての人が同じように薬に反応するわけではないし、同じような副作用が出るわけでもない。ましてや自分の体は自分が一番よく知っている。本人が薬を飲んでおかしくなったと感じたんだから、まず間違いない。

彼女は結局、薬の副作用で慢性的な体調不良となった。それで、いろいろ病院や治療院を回ったがよくならず、私の治療院へ来院した。そして三十回ほど治療を続け、日に日によくなっていった。毎日つらかった体調が、二週間以上快調な日々が続くようになったという。体調も顔色も、日々よくなっていった。

病院はなぜか、薬で無理に押さえつける、という発想が多すぎる。薬の怖さを知らないのだろうか？　いや、そんなことはない。私の知人の医師は、患者には薬を出すが、自分は薬嫌いで一切飲まない。

薬は万能ではない。むしろ悪影響もある。私は、初期の高血圧なら薬に頼らない方がよいと思っている。現に私の治療経験で、高血圧が下がらなかったことはあまりない。食事と運動の指導の他、適切な施術をしていけばいい結果が出るのだ。糖尿病も薬なしでなんとかなるが、それよりも高血圧の方がもっと簡単だ。安易に薬に頼らないでほしい。薬は症状を押さえつけるだけで、病気を根本から治せないことが多い。むしろその薬をやめたとき、さらに症状が悪化する。特に高血圧系の薬はその傾向が強いようだ。薬がいつ、どんなときに必要なのか、使う側がよく考えなくてはならないと思う。私の知る病院では、なるべく薬を出さないところもある。先生の話では「なるべく本人の回復力を信じたい」のだそうだ。

検査にひっかからないと病気じゃない

七十代の女性、Hさんの話である。彼女はしばらくの間、腹痛に悩まされていた。それが日に日にひどくなってきたので、病院へ行った。しかし、どこにも異常は見つからない。そこで〝異常なし〟といわれた。だが、やっぱり腹痛は治まらず、別の病院へ。しかしやはり〝異常なし〟。そこでまた別の病院へ。今度は、血液検査からMRIまであらゆる検査をした。しかし答えは〝異常なし〟だった。だが腹痛はまったく治らない。そこで知人の紹介で八王子市にある小さな病院へ行った。そこには七十代の医者がいて、手でおなかをしばらく調べたあと、

「大丈夫。これはストレスからくる緊張によっておなかが固くなっているのが原因だ」

といったという。その診断は正しかったようで、その医者のいったとおりに守っていたら、あれだけ痛くてどこの病院でも治らなかった腹痛が、ピタッと治まったという。

検査ばかりに頼りすぎて、人間を見ない医者ではとてもできない治療といえる。そして

私は、まだ腹診をしっかりできる医師がいることがとても嬉しかった。

木を見て森を見ない

私の治療院にくる患者さんは、実に様々な方がいる。病気を抱えている方、健康な方、病院と併用している方、病院が大嫌いな方……。それぞれの理由や目的があり、私の治療を受けにきている。その中でも医者への不信感から病院嫌いとなり、東洋医学一本でなんとかしたいと考える方も少なくない。

とにかく病院嫌いの最も多い理由は、

・待ち時間が長い
・診察時間が短かい
・質問に親切に答えない
・医者や看護婦が冷たい
・検査に引っかからない症状には治療手段がない

・人を物のように扱う体質が嫌い
・治療内容が画一的で不充分
・病名がわかっても、治療手段のないものは相手にしない
・すぐ薬だけ多量に出す
・すぐ手術をしたがる
・違う病院に行くたびに、また最初から検査される
などの理由が多い。中でも病名のわからないもの、わかっても治療手段のないものに対して、病院は無力に等しい。

白血球が異常に増える病気の患者さんがいた。彼はあらゆる病院で検査したが原因不明だった。白血病でもガンでもなかったという。しかし、不調などの自覚症状はある。病院でなんとかしてもらいたいという気持ちが強かった。しかし、最終的に病院側から、

「あなたは異常ありません。もう来院の必要はありません」

といわれただけで、その後なんのケアもなかったという。

またある患者さんは、

「あなたは重い目の病気です。これは遺伝病で治療の方法がありません」

そういわれただけでなんのケアもなく、「明日から来院しなくていい」といわれたという。

これでは患者さんに〝絶望〟や〝不安〟しか与えないのではないか？　医者に見離された人々は、東洋医学に頼る。または宗教に走る。よい治療院、よい宗教が見つかればいいが、世の中そうとばかりは限らない。

ある気功院で、

「あなたは週に一回、二十分一万円の治療を一年間続ければ治る」

といわれて、それを信じて一年間通い、まったくよくならなかったケースもある。

私のところへは医者に見離された人々も数多く来院する。私はなぜ医者が見離したのか、その理由をよく説明する。そして、東洋医学で何ができるかを説明する。しかし決して「必ず治る」とはいわない。それをいえばウソになるからだ。もちろん軽い症状のものは自信を持っていう場合もあるが。

とにかく、東洋医学を続ければ症状がどうなるのか、どうなっていくのかを説明する。

だが、東洋医学でも効果のない場合もある。その見極めは、毎週一回一時間以上の施術を、三カ月続けたあとにどう変化したかで決めることが多い。

中には末期ガンで、もう助かる見込みがない方でも来院する。そんな状態で東洋医学に何ができるのか？　痛み止めや心のケアはかなりできる。ましてや余命を延ばす効果すらあるという研究報告さえある。いずれにしても病院は、検査してひっかかった患者に投薬か手術をする。それに適応しない患者には、なんのケアもできない。そんな現状が続く限り、東洋医学の存在価値が大きくなっていくばかりだと思う。

病院は目の前の病気という症状にだけ囚われている。なぜそうなったのか、今後どうしていけばよくなるのか、それらのケアがあまりにも足りない。病気を見て、人間を見ていない。症状を見て、その人を知ろうとしない。

〝木を見て森を見ない〟

一本の木の病気はよく調べる。しかし、森全体の状態、空気、水、すべての環境を知ろうとはしないのだ。

医療として大切なもの

本書は病院の悪口をいう本ではない。西洋医学を中心とする現代医学の問題点をハッキリさせるために、いろいろと書かせていただいただけだ。ここに書いたものはほんのごく一部にすぎない。原稿にはしたが、あまりに量が多すぎたため、その多くをカットさせてもらった。

・手術のとき、多くの謝礼金を裏で受け取る医師の話。
・目の手術をしたが失敗したらしく、黒いモヤが残ったので医師にそのことをいったら「あなたはもう通院しなくていい」といわれた義父の話。
・二つのカゼ薬を病院でもらったが、よく調べると二つの飲み合わせは発ガン作用のあるものだったという義母の話。
・盲腸をマラリアと診断された恩師の話。
などなど。しかし全体として見れば、まじめな医師、病院が多いと思う。

私は決して反西洋医学論者ではない。むしろ、今後とも西洋医学にはますますの発展を期待している。私が親しくしていただいている医療関係者は、皆いい人ばかりだ。まじめで、心があって、人としても素晴らしい。こういう医療に心と志のある人々が、もっともっと増えてほしいと心から願っている。

医療は、人対人の行為である。心の通った医療こそが、これからの時代に求められると思う。

第二章

東洋医学の効果

手術なしで胆石が治った

私に整体を教えた先生の話である。先生の奥さんが、病院で検査してもらったところ、胆石症と診断された。しかも石はかなり大きく、即手術が必要とのことだった。奥さんは入院。その入院中のベッドで、先生は整体術を行った。手術が行われる日までの数日間、それは続いた。胆石症に対するツボ押しや、足の薬指を引っぱりながら足全体を引っぱる整体術などを使ったという。そして手術当日。手術担当医が「念のため、もう一度検査しましょう」といって手術前に検査することになった。ところが、どこを探しても胆石はなかった。

結局、手術は直前で中止となった。胆石は胆管を通って出ていったのか、溶けてしまったのか、それはわからない。ただわかっているのは、手術までの間に整体術しか行っておらず、それが要因で胆石が消えたということだった。

すべてがすべて、こんなラッキーな結果になるとは思わないが、こんな信じられないような話が現実に起きたという事実だけは頭に入れておく必要があるだろう。現に胆石症は、漢方薬、鍼灸、整体などでかなりよい結果があるという報告は少なくない。

腎臓結石がすぐに体外へ

以前、腎臓結石の患者さんを一回の治療で完治させたことがある。彼女はハードな仕事で、それがもとで腎臓を悪くしたようだった。そして腎臓に結石ができてしまった。その痛みはかなりのものらしく、立っているのもやっとというくらいだった。病院で腎臓結石と診断され、痛み止めの薬をもらい、その足で私のところへやってきた。

来院したときは、腰を丸め、痛そうにゆっくりと歩いてみえた。治療のコースは女性バイオセラピストのオイルヒーリングマッサージと温灸温熱療法のあと、私が鍼灸と気功整体を行うものだった。バイオセラピストは二名。一人は私の妻だ。

治療を開始して約一時間後、バイオセラピストの施術が終わり、私の整体と鍼灸治療が始まって間もなく、

「先生、ちょっとトイレに行ってもいいですか?」

彼女はそういってトイレへ。施術中、よくトイレへ行く患者さんは多い。これは東洋医学では、体内の悪いものを体外へ出そうとする現れとしてよいこととされる。よい施術ができているひとつの指標ともいえる。

しばらくして彼女はトイレから出てきた。そして、

「先生、これはもしかして結石ですか?」

彼女は直径三~四ミリのブツブツと表面の荒い石を一粒つまんできた。私はいった。

「そうですよ、これはどう見ても結石ですよ」

結石は尿と一緒に出てきたという。それと同時の彼女の腰の激痛は止まっていた。たった一度の施術で、彼女は身も心も軽くなった。

「みなさん、ありがとうございました」

彼女もバイオセラピストも嬉しさのあまり泣き出していた。

こんなことは本当に数少ない治療例かもしれない。しかし、事実こういうこともあるのだ。東洋医学、しかもたった一度の施術で結石が体外へ流れ出ていった。私はこんな患者

さんの喜ぶ姿を見るたびに、「この仕事をやっててよかった」と心から思う。

子宮筋腫が小さくなった

西洋医学的な考え方では、子宮筋腫が短期間で自然に小さくなることは、まず考えられない。四十代から五十代の女性のホルモンバランスの崩れが、筋腫の主原因であると考えられている。通常、筋腫は日々大きくなる。閉経によってホルモンのバランスが保たれたあと、小さくなる。大きな筋腫は、手術で摘出する。もしくは、薬などによってホルモンバランスを整えようとする方法もあるが、現実的には難しい。

東洋医学では『筋腫の直径五センチ以下のものは、漢方薬、鍼灸、整体等によって小さくなる』とする報告は数多い。しかし、五センチ以上のものは、手術の適用となるケースが多い。

私の治療院に、ある日、一人の女性が来院した。彼女の筋腫は数個あり、大きなもので直径九センチ以上だという。どの病院でも即手術といわれたが、どうしても手術は避けたいということで、私のところへみえられた。私も大きな筋腫に関しては、必ず小さくなるという確信が持てなかったので、その旨を話した。それでもよいということで、治療を開始した。

毎週一回、一時間から二時間の施術。内容は、鍼灸、気功整体、オイルマッサージ、治療器械による物理療法等、あらゆるものを行った。治療を十カ月ほど続けたとき、なんと筋腫の成長が止まり、むしろ小さくなっているという病院側の検査結果が出た。もちろん病院ではなんの治療もしていない。

彼女も私も、これほど嬉しいことはなかった。まさに、人間の自然治癒力の素晴らしさ、東洋医学の可能性を実感した。人間の体というものは、救急の場合は別として、そう簡単に切除するべきではない。自然治癒の力を最大限に発揮させて、それでもダメなら手術、そう考える方が正しいのではないかと思う。

糖尿病は治るのか

東洋医学で血糖は下がる。ＮＨＫの東洋医学を特集した番組でも、ツボ刺激で血糖を下げるインシュリンの量が増えると報告していた。実は、私は血糖を下げることが得意である。

私の飼っていたヨークシャーテリアは、糖尿病だった。その犬は繁殖用に子犬をたくさん生ませようと思って、ペットショップが多量の食事を与えていた。つまり売りに出ていない犬だった。その日はその犬しかペットショップにおらず、ショップの方も「売るための犬ではなかったけど、もしよかったら」ということで売ってもらった。通常犬の一・五倍から二倍近い体重のあったその犬は、本当によく食べた。そのせいか、それとも遺伝のせいか原因はわからないが、結果的に糖尿病となった。毎日の注射や食事管理など、糖尿犬の管理はけっこう大変だった。また、血糖を下げるための健康食品などあらゆるものも試した。おかげで私は、糖尿病に関しては、ものすごく深い知識を得ることができた。しかもその知識は、そのまま人間にも応用することができた。

糖尿病患者さんの例で、最も下がった例は次のようなものだ。その男性は、食事後すぐに来院した。そのときの血糖値は二四〇。それからすぐに施術。普通血糖は食後から上がり始めるものである。四十から八十くらいはアップするだろう。ところが、施術一時間半後に血糖値を測ったら、一七〇になっていたのだ。施術によって多量のインシュリンが出たとしか考えられない。最初は私自身もこの結果を疑った。しかし毎回、何度施術しても同じような結果が得られたのだ。

もちろん血糖をコンスタントに下げるには、施術だけではだめだ。食事療法、運動療法なども必要である。それらと併用して施術を続けると、血糖値は通常範囲に近づけることができる。ただし、万人が同じようにすぐに下がるわけではない。効果は人によって、または日によって違うことも頭に入れておく必要がある。

高血圧は治るのか

高血圧は、安易に薬に頼らない方がいい。なぜなら、東洋医学である程度の血圧をコントロールできるからだ。血圧をコントロールするには、次のことがポイントとなる。

・体を柔らかくすること。特に首の後ろと肩とふくらはぎ。
・手首、足首をよく圧迫すること。手でギュッと握るとよい。一回三十秒から一分。
・目をよくマッサージすること。
・野菜を多く食べること。

つまり血圧は、施術によってかなりコントロールできるものなのだ。実は、高血圧を始めとする生活習慣病（成人病）の多くが、食事、運動、睡眠、施術などで改善できる。このことを知らないで安易に薬に走ると、薬の常用性のために一生飲み続けなければならないことも多いのだ。つまり、薬をやめたらさらに症状が悪化してしまうのだ。

自律神経失調症は治るのか

自律神経で悩んでいる患者さんは多い。頭痛、めまい、胃腸症状、肩こりなど、あらゆる症状に悩まされるが、病院の検査では大きな問題点は指摘されない。そんな自律神経こそ東洋医学の独壇場だ。

東洋医学は長い歴史の中で、神経のバランスを整える方法を数多く発見してきた。おなかをほぐすこと、太腿をほぐすこと、額を刺激すること、背骨のまわりをよく刺激すること、手先と足先をほぐすこと、耳の下をほぐすことなどだ。

実は私も、過労で自律神経を壊したことがある。一時はどうなるかと思われたが、東洋医学の療法のみで完治した。三カ月間、毎日妻が私を施術してくれたのだ。自律神経は長引くことが多いが、妻の施術は効果的だった。

私は身を以て自律神経の壊し方と治し方を体験した。だから自律神経系は、かなり高い施術効果をもたらすことができる。現に、どこの病院、どこの治療院へ行っても治らなか

■自律神経失調症の症状一覧

精神症状としてあらわれるもの

　症状　不安感、集中力低下、イライラ、記憶力低下

体の各部に症状があらわれるもの

　症状　手：しびれ、レイノー症状、感覚異常、冷え、ほてり
　　　　足：しびれ、冷え、ほてり、ふらつき
　　　　頭：頭痛がする、頭が重い
　　　　目：目が疲れる、涙目になる、目が開かない
　　　　口：口がかわく、味覚異常、口中が痛い
　　　　のど：のどがつまる、異物感、イガイガ感、圧迫感
　　　　呼吸器：息苦しい、酸欠感がある、息切れ
　　　　消化器：食道に物がつまった感じ、吐き気、腹部膨満感、腹鳴、便秘、下痢、ガス
　　　　泌尿器：頻尿になる、尿が出にくい、残尿感
　　　　耳：耳鳴り、耳がつまった感じ
　　　　心臓・血管系：動悸、胸部圧迫感、めまい、立ちくらみ、のぼせ、冷え、血圧の変動がある
　　　　生殖器：インポテンツ、外陰部のかゆみ、生理不順
　　　　皮膚：乾燥、多汗、かゆみ
　　　　筋肉・関節：肩こり、関節のだるさ、力が入らない

全身症状としてあらわれるもの

　症状　全身倦怠感、疲れやすい、めまい、微熱、フラフラする、フワフワする、全身がほてる、食欲がない、眠れない、眠りが浅い、朝起きるのがつらい、いつも眠い

〈井出雅弘監修「自律神経失調症」高橋書店より〉

った患者さんが、私のところで落ち着く。病気をした人は、やはり病気のことを一番よく知っているからだと思う。

更年期障害にも東洋医学

更年期障害は、ホルモンのバランスが崩れると起こるとされる。あまり有名ではないが、男性の更年期障害もある。症状は人によって様々だ。その不調によって寝込んでしまう人もいる。ホルモンバランスを整えたり、神経の働きを整えたりすることは、東洋医学が得意とする分野のひとつである。東洋医学を研究している研究所の報告である。

老いて動きの悪くなったラットの運動障害は、中枢神経伝達物質のL―ドーパの投与によって著しく回復するが、鍼灸によっても同様の改善があるという。鍼灸にはその他、プロゲステロン（黄体ホルモン）の産生能力を回復させる働きがあるとも考えられている。気功や整体やマッサージによって、自律神経の働きがよくなることも知られている。

副作用の恐れのある西洋薬に比べ、本来生体に備わっている力を使う東洋療法は、安心して行えると同時に、更年期障害のあらゆる不定愁訴（原因のハッキリしないあらゆる不調）や、肩こり、腰痛、ストレス解消といった体全体の不調まで同時に対処できるのである。

東洋医学でガンは治るのか

年に数名、私のもとへガン患者さんがやってくる。東洋医学でなんとかなるのでは、という期待を胸にやってくる。また、その期待をあおるかのように様々な健康誌などで〝東洋医学や民間療法でガンや難病が治る〞的な記事が出ている。また「ガンを治せる」と豪語する東洋系の治療家もいる。しかし実際のところ、豪語する人ほど怪しい。私の知っている多くの治療家の先生でも、「なんでも治せる」といっている先生ほど治せない。「期待するほどは治らないかもしれないが、やれるだけのことはやってみましょう」といっている先生ほど、かえっていい結果が出たりする。発言だけでなく、その裏も考えて治療家を判断した方がよい。

また、ガンは発見することが非常に難しい。東洋医学の腹診で肝臓や胃腸の不調を発見できることは少なくない。しかしガンだけは、かなり進行しないと体に反応が出ない。現代的な検査が必要となる。

だが、最近は『ガンは東洋医学で押さえられる』という医療研究所のデータも出てくるようになった。完全治癒はしないにしても、東洋医学や民間療法で少しでも効果があれば、嬉しい話である。私の経験上でお話しするなら、初期や中期前半の進行ガンなら東洋医学が力を発揮する場合もあるが、中期後半から末期になると、効果は薄いようだ。

しかし、それでも東洋医学と西洋医学を併用するガン患者さんは増えている。東洋医学は、単に病気を治すということだけではなく、心身のリラックスや、人生や命についての深い感銘を与えてくれるものだからだと思う。しかも東洋医学との併用で延命効果が期待できるという報告も増えてきている。

効果の比較

ＮＨＫでガンに対する現代の医療を特集したときに、次のような見解が出されていた。
（効果とは、心身共に含めての意義も含まれている）

●西洋医学
効果の高いもの――救急医療・急性感染症・早期ガン
やや効果のあるもの――進行ガン・病気予防・健康増進

●東洋医学
効果の高いもの――病気予防・健康増進
やや効果のあるもの――急性感染症・早期ガン・進行ガン

●民間療法（心身療法など）
効果の高いもの――病気予防・健康増進
やや効果のあるもの――急性感染症・進行ガン

東洋医学はどこまで効くのか

東洋医学は少なくとも二千年以上の歴史がある。二千年もの間、消えないで残ってきたことを考えると、なんらかの効果があることは事実だ。しかし、西洋文明が人類の主流文化、文明となりつつある今、東洋的な大切なものは、重要視されない傾向にある。ましてや、東洋医学は怪しいとか胡散臭いとまでいう人がいる。

確かに、東洋医学を生業とする人の中に、とても医学的なものとはほど遠い理屈で対処する人もいる。なんの科学的データもないのに、「この病気は治る」とかいい切ってしまう人までいると聞く。先人たちにいい加減な人間がいたために、今、我々の時代にまでその災いが降りかかっている。だからこそ、私は非常に科学的にこだわる。徹底したデータ主義でもある。だからといって、科学万能とも思っていない。だが少なくとも、人々を納得させるだけの研究やデータは、科学的に実証していくべきだと思っている。

また、今の東洋医学もその方向へ動いている。東洋医学専門の大学ができたり、東洋医学を併用する病院も増えてきた。科学的なデータも増えてきたし、西洋医学の医師が一緒になって東洋医学の効果を実証しようとする研究も多くなってきている。

東洋医学とひと言でいっても、その内容は様々だ。漢方薬、鍼灸、気功、整体、あんま、マッサージなど、あらゆるものがある。その多種多様な中から、その場に応じて最もふさわしいものを選択できるのも東洋医学の懐の深さといえる。そんな中で、一般的な人々は東洋医学をどう捉えたらよいのだろうか。

私は、西洋医学がやはり最も効果の高い医療であることは間違いないと思う。例えば、百人の患者がいたとしよう。西洋医学の薬や手術で、約八十人から九十人の人々は効果を実感できるだろう。薬の製造メーカーも、八十から九十パーセントの人々に効くように強さを決めていると聞いたことがある。

一方、東洋医学はどうだろうか。恐らく百人中、六十人から七十人の人々に有効ではないかと思われる。これは、病気の種類や経過具合によってもだいぶ違ってくると思うが、大まかな西洋医学との比較として考えると、それくらいだと思う。

そして次に民間療法といわれるものは、百人中三十人から四十人くらいの人々に有効ではないかと思われる。民間療法とは、薬効のある食物や健康食品に始まり、ありとあらゆる家庭で自分でできる健康法をいう。

もちろん、この数字はあくまでも私の主観である。場合によっては、西洋医学より東洋医学が有効なケースもあるだろう。次に、効果の実感度合も、この数字で表すことができる。西洋医学で治療した患者は、だいたい八十から九十パーセント効いたように感じ、東洋医学で治療した患者は、六十から七十パーセントくらいよくなったように感じるようだ。

それでは、どんな疾患に東洋医学は向いているのだろうか。急いで治療しなければならないケガや伝染病や急性病に対しては、西洋医学で対処した方がよい。しかし、ジワジワと体調を悪化させるような慢性病に対しては、東洋医学はかなり有効だと確信する。

生活習慣病（成人病）と呼ばれるものがいい例である。高血圧や高脂血症、糖尿病、肝臓、胃腸、腎臓などの内臓疾患、それらにも東洋医学は有効であるという研究報告も多い。特に漢方薬の有効性は西洋医学の医師も認めるところだ。私は漢方薬について、漢方薬の第一人者であり、西洋医師でもある故藤平健先生の講義を受けてきた。だから、漢方薬についてはかなりの知識がある方だと思う。その経験の中で漢方薬は、西洋薬ほどの効き目

■鍼治療の適応となる疾患（41疾患）ＷＨＯの見解

Ⅰ．上気道疾患

急性副鼻腔炎　急性鼻炎　風邪　急性扁桃炎

Ⅱ．呼吸器系疾患

急性気管支炎　気管支喘息（合併症をもたない小児）

Ⅲ．眼の疾患

急性結膜炎　中心性網膜炎　近視（小児）

白内障（合併症のないもの）

Ⅳ．口腔の疾患

歯痛　抜歯後疼痛　歯肉炎　咽頭炎

Ⅴ．胃腸疾患

食道噴門痙攣　しゃっくり　胃下垂　急性・慢性胃炎

胃酸過多症　慢性十二指腸潰瘍（除痛）

急性十二指腸潰瘍（合併症のないもの）　急性・慢性腸炎

急性細菌性下痢　便秘　下痢　麻痺性イレウス

Ⅵ．神経学的及び筋・骨格系疾患

頭痛　片頭痛　三叉神経痛　顔面神経麻痺（初期）

脳卒中による麻痺　末梢神経系疾患　ポリオの後遺症（初期）

メニエル氏病　神経性膀胱障害　夜尿症　肋間神経痛

頸腕症候群（五十肩、テニス肘）　坐骨神経痛　腰痛

関節炎

はないかもしれないが、副作用も少なく、ゆっくりとした効き目で人体を助けていくことは確かだとわかった。

また、世界保健機関（ＷＨＯ）が出した鍼治療が適応となる疾患について、次のページに掲載させていただく。これにはかなりの急性病も含まれる。鍼には急な痛みや炎症を押さえる効果があるので、その点も高く評価された結果だと思う。しかし、私の治療経験や多くの先生方の話を聞くと、ＷＨＯが掲げた疾患以外でも顕著によくなっていった例はいくつもある。

東洋医学をどう信頼するか

私は基本的に、西洋医学と東洋医学は併用した方がよいと思っている。西洋医学には検査機器が充実している。血液検査、レントゲン、ＭＲＩ、ＣＴ、エコーなど、あらゆる科学的検査ができるという強みがある。

一方の東洋医学は、触診が命である。腹診、脈診など、体に触れて体調を診る技に優れている。その他、四診といってトータルに患者を診ることに重点を置いている。

①望診

・精神状態をみる

・顔の気、色をみる

・舌の様子をみる

・患者の姿勢・形態をみる

②聞診

・音声を聞く

・臭いを嗅ぐ

③問診

・寒熱はどうか

・汗はどうか

・頭痛はあるか

・体調はどうか

・尿、便について
・飲食はどうか
・胸は苦しいか
・耳は聞こえるか
・口は渇かないか

④切診

・脈はどうか
・胸・腹・背・手足を押さえて固さや異常を調べる

これらのことをしっかりやって、患者や病気の本質をみていくのである。

とはいっても、西洋医学的検査や治療は併用した方がよい場合が多い。東洋医学だけ、西洋医学だけでは片手落ちだと思う。現に、両者の併用により症状が早く改善したり、思った以上によくなるケースも多いからだ。東洋医学で人体の免疫力が上がることは、医学的にも証明されている。免疫力が上がれば、西洋医学の薬の量が半分でよくなったり、治療期間が半分になったりすることが考えられる。そういう意味で、東洋医学は不可欠な治療法であると思う。私は、何かひとつだけを過信してはいけないと思う。もっとトータルに考えて治療を患者側で選ぶ時代にきていると思うのだ。

私の治療院へくる患者さんは、様々である。

・東洋医学を主に置いて、たまに西洋医学的検査を受けに行く方
・西洋医学を主にしながらも、東洋医学も併用している方
・西洋医学が嫌いで、東洋医学だけで治したいという方
・まったく健康なのに、定期的に東洋医学を受けないと、体調が崩れるという方

それぞれに考えがあり、それぞれに東洋医学の効果を肌で実感しているからこそ、来院を続けている。

また私も、東洋医学だけを過信しているわけではない。ある程度の期間治療を続けてもよくならない患者さんの場合、西洋医学的治療を勧める。それとは逆のパターンもある。西洋医学より東洋医学が有効と思われる場合には、治療院に多く来院されることを勧める。特に高血圧や自律神経系や胃腸疾患に関しては、そういう場合が多い。また、肩こり、腰痛、寝違いなどの筋肉疾患は、病院に行くより東洋医学の方がよっぽど有効ではないかと

思われる。アトピーや花粉症も意外とよく治る場合がある。

その他、疲れ目や体調不良、頭痛、冷えなどの比較的軽い不調に関しても東洋医学は有効だ。この段階を〝未病〟という。この未病段階で不調を食い止めておけば、病気にならないと考えるのが東洋医学である。病気は治療より予防、その言葉は、まさに未病段階で対処しろといっているのと同じだ。

これからは、治療医学よりも予防医学の時代だ。予防のために施術院へ毎週来院してくる方もいる。「病気になってから苦しんでお金をかけるより、病気になる前にお金をかけて気持ちよく心身をリラックスさせた方がよっぽどいい」といって来院されるのだ。まさに予防医学をよくわかっている人々だと思う。

治療効果と回数

よく患者さんに、

「何回くらいきたらよくなりますか」

と聞かれることがある。東洋医学の効果は、一回の治療に対し四~五日という研究がある。つまり、五日おきに治療を続けると、高い効果を得られるというのだ。

私もこの結果に同感だ。五日おき、もしくは一週間おきに来院される方は早く回復していかれる。その一回の治療時間は、一時間以上かけたしっかりしたものがよい。一回の施術に二時間以上かける方は、十日か二週間に一回のペースでも高い効果が期待できる。とにかく五日から十日おきに、平均週に一回は治療されることがベストだ。

私の治療院へは、まったく健康な人も定期的に来院する。それは、定期的にきた方が疲れにくかったり、病気の予防につながるからだという。週に一回の治療を三カ月続けると、なんらかの変化が出てくる。症状の軽いものは、もちろん一回の治療でも充分な効果がある。しかし、根の深い症状には、半年から一年かかるものもある。いずれにしても、三カ月から半年で、ほとんどの方が体調の改善に気づく。もし気づかないようであれば、それは東洋医学の適応症ではないかもしれない。

なぜ東洋医学が流行るのか

私の治療院では、気功、整体、ヒーリングマッサージ、温熱療法（ウォームセラピー）、物理療法（様々な治療機器を使った療法）、鍼灸など、あらゆる療法を駆使している。

多くの患者さんたちに支持されていて、常に予約が詰まっている状況だ。そして多くの患者さんは、半年先まで予約を入れている。そうしないと、希望日がなかなか取れないからだ。

なぜこんなに支持されているのかといろいろ考えてみた。すると次のようなことが考えられる。

①病院ではやらないことをやっている

基本的に施術はマンツーマン。一人ひとりに時間をかけ、じっくり話をし、説明をし、その人に合った施術を心がけている。症状の原因を突き止め、施術方法を説明し、結果を知らせる。この原因、方法、結果のプロセスを大切にしている。

②人と人との心を大切にしている

私は、患者さんを〝患者〟として見たことはない。どんな方でも、常に自分の身内や親友と思って接している。だから、病気以外のプライベートな話もよくする。

③どんなときも患者さんとつながっている

「子供が熱を出したので、どうしたらよいでしょうか」

夜中にそんな電話が患者さんからかかってくる。いつでも私を頼りにしてくれているのだ。

また、「先生、病院の検査の結果、異常なしでした」などと、電話で報告してくれる患者さんもいる。「そこまで患者さんとつながっている治療院は珍しい」と、病院関係をよく知る人にいわれたことがある。

④値段以上の施術をする

私の施術は、一時間一万円、二時間二万円が主である。保険を効かせて安くすることもできるが、それでは一人ひとりに時間をかけた施術ができなくなるので、保険は使わない施術を主に置いている。施術料は、他と比べて少し高いと思われる方もいるかもしれない。

しかし、実際に施術を受けた多くの患者さんは「この値段では安い」といって下さる。しかも私は、東洋医学関連に四千万円以上の投資をして研究してきた。今の施術料であっても、一生かかってこの投資額を回収できるかどうかわからない。

そして何より私は、自分の施術に妥協はしたくない。常に最高の施術を提供することが、患者さんへの誠意だと思うからだ。だから、ウチへくる患者さんの多くは、あちこち回ってもダメで、最後にウチに落ち着く。値段以上の施術をしていれば、きっとまわりもわかってくれる。安かろう悪かろうでは、意味がないのだ。

私のこだわりの中に、〝できるだけ一対一の施術で、院内も貸し切りにして時間をかける〟というものがある。だが現在は、いろいろな方から様々な要望があるので、施術内容や料金等、バリエーションをつけることも検討中である。

⑤常に全力である

私はいつも心の中で、「できることなら、この患者さんの病気、私が変わってあげたい」と思っている。だから重症の患者さんがくると、こちらまで身も心もグッタリしてしまう。毎日神棚に向かって、すべての患者さんの健康を願って、お祈りもしている。この施術という仕事は、患者さんの邪気を大変受けやすい仕事だ。

私は開業の頃、一人ひとりの患者さんの苦しみを変わってあげたいと思うあまり、自らの体調を崩したことがあった。そこで大きく反省をし、今では〝同調と浄化〟という方法で、自分の心を整え、邪気を浄化している。

同調とは、常に相手の身になって、相手の目線で物事を見ることである。浄化とは、同調したあとに、相手のマイナスに負けない強い気を放つ方法である。つまり、相手と一緒に苦しみを分かち合うことは必要だが、それだけでは自分がつぶれてしまう。だからそのあとに、自分も相手も前向きになれるようにするのだ。その浄化とは、単に強くて明るい気を送気するということだけではない。相手が前向きになれるような言葉をかけたり、笑顔を返したり、あらゆる方法で邪気を浄化していくのである。

このように、私は私のやり方にポリシーを持って、常に「患者さんのために、患者さんのために」と思ってここまできた。その心が多くの患者さんに伝わって、支持されているのではないだろうか。現に、数名の患者さんには「一生お願いします」と、施術の一生予約をお願いされている。こちらもいい加減な施術はできない。

ここで最高の治療をお願いします

薬局を数店経営する薬剤師の方が、私の治療院に来院したときのことだった。

「ここで一番の最高の治療をお願いします」

こういわれたのだ。つまり、お金はいくらかかってもよいから、最も効果的な施術をしてほしいというのだ。私はこのとき、ハッとした。最高の治療といわれて、あらためて自分に何ができるのか、考え直してしまった。

施術者は、普通のビジネスマンとは違う。ボランティア精神や、人助けの気持ちが強くなければ務まらない。しかし、実際にはお金をいただくビジネスである。いつしか、三千円は三千円の施術、一万円は一万円の施術と割り切りすぎていたのではないか、と思った。自分の腕の未熟さを、値段のせいにしていたのではないかと思ったのだ。「値段は関係なく、あなたに何ができますか」といわれたとき、自分の最高レベルとはなんなのか、あらためて考え直させられた。

私は、持てる限りの技術で、三時間三万円の施術をした。彼は、大変満足して帰っていった。それ以来、私は〝自分の最高の施術とは何か〟をさらに追い求めるようになった。最高の技術があれば、患者さんは満足する。その結果ビジネスとしても成り立つのだ。〝最高の知識、最高の技術〟それが私のモットーである。

施術家は長生きしない

東洋医学系の施術家は、長生きしないといわれている。患者の邪気を吸って、同じような病気になるともいわれる。あるデータでは、東洋医学に関わる職業の平均寿命は、六十歳以下と出ていた。私の知り合いの先生も、四十二歳で亡くなった。東洋医学は、患者さんと心の交流をして、同調してこそ本領が発揮できる。どこか自らの健康を切り売りしているところがある。

本書を読んで施術家を目指そうと志を持った方がいたならお話ししたい。施術療法を教えるところは、よく選ばないといけない。それは、規模の大小ではない。自らの健康の保ち方や、患者の邪気を吸わない方法などを教えてくれるかどうかだ。学校を規模や値段で選んでも、大切なことを教えてくれなかったらなんにもならない。

東洋医学で大切なことは先に述べた同調と浄化である。患者さんと同調し、患者さんも、そして自らも浄化していかなければならない。それさえしっかりマスターすれば、施術家をやりながらでも長生きすることは可能だ。

また、いくら頑張っても治せない病気だってある。まじめな治療家ほどそれを敗北と考えてしまう。しかし、それでは治療家として苦しみばかりがのしかかる。真の東洋医学を学べば、病気が治らないのもその人の運命、と捉えられるようになる。施術家は病人を相手にする仕事なので、自らの心を追い込まない考えをしっかり確立させる必要がある。

外気功の危険性

気功で人の病気を改善させる。それは可能だ。しかし、よくなるものと、よくならないものとがある。

気功は、痛みを取ったり、腫れを押さえたりということに特に効果がある。だが、ここでひとつ注意しておきたい。気をよく知らないうちに、他者への施術（外気功）は、あまりやらないことだ。なぜなら気というのは、常に流動している。外気功では、自分の健康な気を相手に渡して、自分は相手の不健康な気を受け取ってしまうケースが多いのだ。ある中国の気功師は、一日八人に外気功を行うが、それが限度だ、と話していた。私の場合も、施術人数は一日五人から八人までを限度としている（一人一時間施術の場合）。

気功にもいろいろあって、一日何百人に気を入れても大丈夫、というものもある。だが多くの場合、自分の気をあまり人に与えすぎない方がいい。中国の気功師でも「他人を健康にするが、その分自分が不健康になっていく」という人の話を多く耳にしている。気功をやるとわかるが、外気功で本当に相手と同じ部位が自分も痛くなることがある。気が同調するのだ。その力を利用して、気功師は相手から何も聞かなくても、相手の悪いところがわかることもある。

では、もしも悪い気を吸ったらどうすればいいのか。それは後に述べる呼吸法の強制腹式呼吸で悪い気を落とす。できれば太陽の光を背中に当てて行うと、もっといい。いずれにしても、外気功はよほど気功に慣れてからの方がいい。

整体は危険?

ボキボキボキッと骨を無理矢理矯正するのが整体。以前はそんなイメージもあった。特にテレビで、首の骨をボキボキとやる整体師がもてはやされたせいだと思う。あれはパフォーマンスとしては確かに面白いが、実際のところあれでよくなるのだろうか。

首を無理にボキボキやる整体によって、かなり事故も多いという。そこで国も、整体学校に対して、首をボキボキ鳴らすような無理な整体はやらないようにと、通達しているという。ボキボキと鳴らすようなハードな整体ができるのは、せいぜい四十歳から五十歳までだと思う。それ以上になると、骨はもろくなるし、筋肉も硬くなるので、本当に危険である。

私のところにも、他の整体院で無理な矯正をしてかえって体調をおかしくしたのでなんとかしてほしい、といってくる方がいる。体の歪みは長年かけてなったものだ。それを短期間で戻そうとすると逆に不調となる。時間をかけて、無理をしないで戻していった方がよい。

ある男性は、整体院で首を矯正してもらったが、逆に調子が悪くなったので、また元のように歪んだ首に戻してもらったといっていた。ある女性は、アゴの開き具合を調整してもらったが、次の日からめまいが起こるようになったといっていた。いずれにしても、無理な矯正はやらない方がいい。

第三章

病は気から

病気は心が作っている

東洋医学を考えるとき、心の原因を突き止めることは重要である。なぜなら、病気の原因の半数近くは、心が原因だと考えられるからだ。病気の原因には、その他、遺伝的なものや菌やウイルスによるものなどがある。

心が病気を作る一例として、次のようなことが考えられる。ある人が、タバコの吸いすぎで肺ガンになった。だから病気の原因は、タバコである。それはある意味正解だが、ある意味不正解である。なぜ、その人はタバコを吸ったのか。そこに本当の原因があるからだ。

心理学上、タバコを吸う人は、愛情の欲しい人、ということになるそうだ。愛に飢えていたり、寂しがり屋だったりすると、口に何かをくわえようとするのだ。それは実は、母親のオッパイを吸う行為と同じなのだそうだ。つまり、オッパイ代わりに煙草をくわえて、心を落ち着かせようとしているのだという。そう考えると、その人が肺ガンになった本当

の理由は、愛情不足ということになる。つまりそう考えていくと、病気の多くが心の問題ということになるのだ

東洋医学は、未病を治す療法である。病気になる前に、その原因を捉えて、治してしまおうという考えだ。ならば、心の問題をよく知っておく必要がある。そこで、病気と心の関係について、詳しく見ていきたいと思う。

病気と心の関係

世界各国の療法や宗教の教典の中に〝病気は心が作る〟という説は、あまりに多い。キリスト教の教えにもその考え方はあるし、ホメオパシーという西洋の民間療法も、病気と心の関係を細かく分類している。

日本の神道系の宗教団体も、病気を作る心とは、次のようなものであるといっている。

・惜しい
・欲しい

・憎い
・かわいい（特に自分）
・うらみ
・腹立ち
・高慢

つまり、我欲とプライドの高さが、病気を招くといっている。

また、ある医師はこんなことをいっている。

・何がなんでも金持ちになろうとしている人
・仕事に明け暮れるだけの人
・絶対に成功しなければと思い込んでいる人

こんな人が病院に患者として多くくるそうだ。皆、一生懸命無理して生きて、自分で自分を騙して生活している人。体がつらいといっても聞く耳を持たず、頭が痛いはずなのに不感症になっている。これではいつしか大きな病気をするのも時間の問題だ。

また、あるキリスト教系の団体のひとつは、病気は次のような原因からくると捉えている。

・高血圧――情緒不安定ぎみ。

・低血圧――幼児期に愛に飢えていた。挫折感。何をやってもうまくいかないと思う。

・貧血症――あいまいな態度が多い。人生に物足りなさを感じる。

・腸の障害――不必要なものを手放せないでいる。

・大腸炎――極端に几帳面な両親。圧迫感と敗北感。愛情に非常に飢えている。

・便秘症――これまでの考えを捨てたくない。過去にこだわっている。

・下痢――恐れ、拒絶感。

・コレステロール――喜びを素直に受け入れられない。

・糖尿病――過去への思いを捨てられない。

・耳鳴り――心の声を聞こうとしない。

・目の障害――目に入るものが気に入らない。

・乱視――自己を見つめるのが怖い。

・白内障――この先真っ暗と思っている。
・近視――未来に対する恐れ。
・遠視――現在何かに恐れている。
・緑内障――何かを許そうとしない。
・心臓の障害――情緒不安定が長引く。喜びを素直に持てない。緊張とストレス。
・肺の障害――人生への不安。憂欝。悲しみ。生きるのに不器用。
・胆石――頑固な考え。プライドの高い人を非難しがち。
・肝炎――変化に対する抵抗。恐れ、怒り、憎しみ。すぐ怒る人。
・胃炎――何かに恐れている。
・膵臓炎――拒絶。人生が面白くない。不満。
・痛風――支配せずにはいられない。短気。怒り。
・腎臓障害――批判、落胆の気持ちが強い。
・脾臓――強迫観念が強い。
・頭痛――自己批判が強い。自分を卑下する。恐れが強い。

・白髪――ストレスをためやすい。
・脳卒中――反発心。自分が変わるなら死んだ方がましと思う。
・首の痛み――強情。
・肩こり――重荷を感じている。喜びを感じられない。
・更年期障害――自分は必要とされていないのではないかという思い。老いへの恐怖。
・不眠症――人生の成り行きに身を任せられない。罪悪感。
・手首痛――心にゆとりがない。
・肘の痛み――柔軟な考えを持てない。
・膝の痛み――エゴとプライド。融通がきかない。
・神経痛――罪悪感。人づき合いが苦手と思っている。
・リウマチ――恨み。犠牲者意識。愛情に飢える。
・生殖器の病気――自分に自信がない。
・不妊症――人生の成り行きに恐れや反発心が強い。
・腫瘍――昔の傷やショックを育てている。自責の念。

・ガン――――長い間の深い恨み。自己批判が強い。

これがすべての原因とは思われないが、なるほどそうかもしれないと思われることもある。いずれにしても、心の持ち方の参考になることだけは確かだ。

東洋医学による性格と病気

東洋医学でも、心と病気の関係について重視している。病いは気から。その言葉は、あまりにも有名である。主な病いと心の関係を次に示した。

・怒りが強い性格――――肝に注意。
・喜びすぎる性格（ハイテンションすぎ）――――心に注意。
・思慮深い性格（考えすぎ、こだわりすぎ）――――脾に注意。
・いつまでも悲しみを引きずる性格――――肺に注意。
・心が沈み、憂いすぎる性格――――肺に注意。
・恐れ、不安の強い性格――――腎に注意。

・緊張しやすく、すぐ驚きとして出る性格——腎に注意。

ここでいう肝、心、脾、肺、腎とは、西洋医学でいう臓器と少し考え方が違う。肝は、肝臓、胆のうも意味する。木の働き全体も表す。心は、心臓、小腸も意味する。火の働き全体も表す。脾は、脾臓、胃も意味する。土の働き全体も表す。肺は、肺、大腸も意味する。金の働き全体も表す。腎は、腎臓、膀胱も意味する。水の働き全体も表す。

木、火、土、金、水とは、東洋医学や東洋思想の根幹にある五行説である。すべては、この五行の波によって成り立っているという考え。木は生まれる。火は育つ。土は変化。金は収縮。水は停滞などの意味がある。

ホメオパシーによる病気と心

ホメオパシーとは、今から約二百年前にドイツの医師、サミュエル・ハーネマンが確立した療法である。病気を治す時、二つの方法が考えられる。ひとつは同種の方法。もうひとつは逆の方法。逆の方法というのは、例えば不眠を治すのに、眠りをもたらす薬物を投じるもの。

一方、同種の方法では、不眠を引き起こす成分の薬を、ごく少量投与するというもの。逆の方法は即効性があり、効き目もハッキリ出る。しかし、副作用の心配がある。同種の方法では自然の眠りが得られ、副作用も習慣性も、中毒性もない。このことに着目した療法がホメオパシーである。

東洋医学も、この同種の方法という考え方を持っている。痛みを消すのに、別の痛みを加えたり、病状を一時的に悪化させるような刺激を加えたりする。そのことによって、体があわててよくなろうと働き出すからだ。ホメオパシーは心と病気の関係にも深く追求している。その内容はかなり奥が深いので、ここではその一部をわかりやすく紹介したい。

・不安で落ち着きのない性格――皮膚や腎臓、膀胱、神経系、呼吸器系、リウマチ、アトピー、筋肉のこりと痛みなどに注意。

・他人への依存心が強い性格――循環器系、肺、胃、腸、粘膜、不眠などに注意。

・せっかちで神経質な性格――神経系、精神系、腸、目などに出やすい。
・潔癖性で細かい性格――消化器系、循環器系、呼吸器系、皮膚、脾臓、神経系、精神系など。
・すぐ怒る性格――めまい、頭痛、便秘、関節痛、肝臓、循環器系など。
・マイペースでのんびり屋――栄養障害、血液、心臓、リンパなど。
・精神的ショックを抱え込むタイプ――神経系、顔面の引きつり、生理痛など。
・自信がなく恥かしがり屋――消化器系、泌尿器系、脳、肺など。
・人の意見や批判をすぐ気にするタイプ――消化器系、頭痛、涙目、鼻炎、心臓、月経前痛など。
・野心家で完全主義者――胃、腸、肝臓、神経系、呼吸器系、精神系など。
・優しすぎて心配症――神経系、消化器系、肺、心臓など。

病気を作る十の性格

洋の東西を問わず、心と病気の関係を見てみると、多くの共通点が見られる。その共通点と、私の臨床経験を合わせると、次のようにまとめることができる。

①不安や心配を抱える性格

不安は、腸に出ることが多い。それは便秘や下痢として現れる。不安は、愛情の欲求からくることも多い。その場合、食で心を満たそうとして肥満になるケースもある。

また、逆のパターンもある。腸が不調だと不安になるというもの。コレシストキニンというペプチドは、不安を発生させる作用があると考えられている。コレシストキニンはもともと腸のホルモンだったが、脳幹部にもこのホルモンを感知する受容体があり、そこでの働きが不安の発生なのだ。

その他、不安や心配は、自律神経のバランスも崩す。心配ばかりしていると、心臓が弱まることも少なくない。不安と心配、この二つは大変似ている精神活動のため、腸と心臓のどちらにも出るケースがある。

②ストレスをためる性格

多少のストレスは生きるうえでの刺激となる。しかし、現代人はストレスを抱えすぎている。ストレスや緊張が過度に続くと、胃をやられることが多い。ストレスによって胃酸が自分の胃を傷つける。これは胃酸の分泌異常や、胃酸から胃を守っている粘液の分泌減少が主な原因と考えられる。

ストレスによって、胃から十二指腸にかけて悪くするケースが本当に多い。しかし、東洋医学的に考えると、実はその前の段階がある。それは、おなかの固さである。ヘソと胸骨下の中間に、本当に中間《ちゅうかん》というツボがある。つまり胃の少し下に位置する。ここを私はストレスのツボと呼んでいる。ストレスがたまると、ここが固くなる。押さえると痛む場合もしばしば。ここを中心にして、少し上の胃が悪くなっていく。胃の丈夫な人は、ストレスのツボを中心にして少し下の腸が弱る人もいる。また、これはまれなケースだが、なめ上の心臓に出る人もいる。

ストレスはその他、頭痛、首や肩のこり、自律神経失調症などをもたらす。いずれにしても、おなかをよくほぐすことが、ストレスをほぐすことにつながる。

③自信のない性格

人は皆、自分に自信がない。どこかにコンプレックスがある。しかし、それは正常だ。自分をすごいと思えたり、ダメだと思ったりして、バランスを取っている。ところが、あまり自信がないばっかりではいけない。自信のなさが長く続いていると、本当はできることすら「自分には無理だ」と思えてきてしまう。

自信のなさは、呼吸を浅くする。呼吸が浅いと、酸素がうまく体内へ行き渡らないので、すぐ疲れやすくなる。いつもダルくなる。その他、肺や呼吸器の機能も弱くなってくる。逆に自信を持ったとき、不思議と人は胸を張る。姿勢がよくなり、肺にいっぱい空気を入れる。

自信のなさは、誰かと比較する思考から生まれてくることが多い。だがよく考えてみると、人は人なのだ。自分はそのままで充分に素晴らしい存在であることを認めるべきだ。自信のない人は、人目を気にする傾向がある。しかし、あまり人目を気にしすぎると、顔面の引きつりやマヒなどを起こすこともある。

④せっかちな性格

現代人は、考えてみれば皆せっかちだ。時間に追われ、お金に追われ、常に何かに追われている。せっかちは、過労へ通ずる。心身に常に無理をしていることになる。忙しいとは、心を亡くす、という意味だ。思慮、判断も、忙しいと正しくできないことが多い。

せっかちな人には、肝臓や腎臓を弱める人が多い。疲れたときに一番負担のかかるところだ。その他、呼吸器系に出る人もいる。

せっかちな人やワーカホリックの人たちは、働き者のようで少し違う。心を亡くして動いているので、ミスも多い。人と人との大切なつながりを軽視してしまうこともある。もっとじっくりのんびりする時間を大切にしなければならない。それからせっかちな人は、すぐ驚く人が多いようだ。驚く人は、腎臓を弱める傾向があると東洋医学では考えている。

⑤後悔や自責の念が強い性格

優しい人ほど自分を責める。責任感が強いから後悔も多い。つまり、立派な人に多いのだ。常に自己を反省し、人のことを思いやっている。しかし、それも度がすぎれば、自分を傷つける。特に心臓や脱毛として現れる人が多いようだ。

人のため、人のためと思って考えていても、それほど相手は思っていなかったりするものだ。人のためによかれと思って気を効かしてやったことも、かえって余計なお世話になることだって多い。

優しいがゆえの後悔、優しいがゆえの空回り。とにかく考えすぎの人が多い。反省や後悔も必要だ。だが、そこで止まっていてはいけない。時は流れていくのだ。この経験を次に生かしていくしかないのだ。失敗は成功の母。多くの成功は、百の失敗の上に成り立っていることが多い。自責の念は、次の行動の糧にしなくてはならない。

⑥こだわりを抱える性格

何かにずっと執着している人。これは、いつしか心の広がりをなくしていく。こだわるということは、しつこさを意味する。しつこいと、瞬きもせずにジッとそのことばかり考えるようになる。すると、目と頭に出やすい。視力低下や頭痛などとなって現れる。

また、こだわりは首や肩のこりも生む。ジッと体が固くなる傾向があるからだ。よく「借金で首が回らない」というが、どうも本当の話のようだ。借金を返そう返そうと思うあまり、体が固くなる。それで首が回りにくくなるのだ。

こだわりも確かに少しは必要だ。こだわりガンコおやじの作ったラーメンは、確かにおいしい。しかしこだわりすぎるのは問題だ。こだわるがこだわらない。この相反する二つをバランスよく持たなければならない。

こだわりの強い人は、ボケになりやすいともいわれているので注意。また、ガンコすぎて人のいうことは聞かない人は、脳卒中にも注意。

⑦頑張り屋の性格

頑張ることはよいことだ。誰でもそう思うだろう。しかし、うつ病患者に「頑張って」というと逆効果となる。頑張り屋は、頑張りすぎてうつ病となるケースが多い。急に張りつめていた糸が切れるのだ。

頑張り屋ということは、常に交感神経優位の体内が続いている。交感神経ばかりが優位になると、いつしか神経のバランスを崩し、自律神経失調症になる。頑張りすぎる人は、首や肩のこり、頭痛、腰痛、腎臓病、ガンなどに注意が必要だ。また、胆のうを弱める人もいる。

一時間頑張ったら十分休む。五日間頑張ったら二日休む。なるべく頑張りと休みを交互に入れていく必要がある。

⑧忍耐力のない性格

なんでも長続きせず、すぐにあきらめてしまう性格。つらいことからすぐに逃げてしまう性格。決めたことを毎日続けられない性格。こういう人は、腸を弱めるケースが多い。心の弱さは腸に出やすいからだ。

また、生活習慣病（成人病）にも注意が必要だ。生活習慣病は、文字通り生活習慣を正していればならない病気といえる。酒、タバコ、暴飲暴食、不摂生などを慎しむだけでかなり防げる病気である。まさに自制心との勝負だ。つらいことも少しは心身に与える必要がある。忍耐力は、体を強くし、心を強くする。毎日コツコツ、無理をせず、努力していくことが重要だ。

それから余談になるが、女性はあまり酒やタバコをやらない方がよい。私の経験上、若いうちから大病する女性の多くが、酒やタバコをやっている。女性は男性と違い、酒やタバコを体に取り入れるようになって歴史が浅い。だから、男性以上に負担がくるようだ。

⑨短気な性格

すぐ怒る人がいる。ちょっとしたことに腹を立て、いつも何かに文句をいっている。これでは体はたまったものではない。怒ると、体は酸性に傾くといわれる。しかも血液の粘度も増す。アドレナリンが血をドロドロにしてしまう。この状態では、血流が悪くなり、於血《おけつ》という血液の滞った状態となる。そして、頭痛や首や肩のこりを生ずる。しかも急激な怒りによって、脳の血管が切れることもある。

また、東洋医学的に考えると、怒りは肝臓や胆のうを弱める。そして怒りは、外に出す怒りだけではない。内に秘めた怒りも、同じことなのだ。頭で考えたことと、行動したことの区別を脳はできない。つまり、心に秘めた怒りでも、体にとっては同じように悪影響がある。

⑩好き嫌いが激しい性格

あの人は好き、この人は嫌い。そうやってすぐに人を決めつける人がいる。決めつけるのは、心の狭さからきている。もっとよく知れば、すごく自分に合う人だっているはずだ。人を決めつけたり、疑い深い性格の人は、なぜか高脂血症の人が多いようだ。好きなものだけを自分に受け入れるため、食べ物も片寄る傾向がある。それによってコレステロールが体にたまりやすいようだ。

その他、高血圧やガンなどにも注意。好き嫌いが激しいということは、許しの心が少ないということにもつながる。人を許せない思いは、血圧を上げる。免疫力を下げる。従って、いずれ大きな病いへとつながる。

それから人を嫌いだからといって、その人を中傷するようなことはいわないことだ。中傷はいつか自分の心に突き刺さる。仏教の開祖である釈迦は〝自分を中傷する相手でさえ和を大切にしなさい〟といっている。また〝人の能力についてあれこれいうべきでない。まず自分を変えよ〟ともいっている。

病気を心で治す

これまで、心が作り出す病気について見てきた。それでは次に、どうしたらその病気が治るのかを考えたい。もちろん病気のすべてが心から始まっているものではない。ウイルスによるもの、遺伝によるものなど様々だ。しかし、それらだって、心をプラスに持っていくだけで症状が軽くなるケースだってある。ましてや本当に心から生じた病気であればなおさらである。心を治せば、病気は明らかに改善されるはずである。

私は、病気とは〝心の修行〟であるとつくづく感じる。病気によって心が変わり、態度が変わり、生き方が変わっていく人々が多いからだ。しかも、病気になりやすい性格を見てみると、そのどれもが〝性格的に丸くない〟のだ。こだわりが強かったり、考え方が片寄っていたり、何かを許せなかったり。それが、病気になったことで心の使い方が変わる。まさに、心の修行である。

東洋医学的にいうと、人間を作り出した自然は私たちに、
「太陽も丸い。地球も丸い。星はすべて丸い。だからあなたの心も丸くしなさい」
そういっているようだ。心を丸くするには、こだわりを捨て、すべてを許し、なんでもプラス思考で考えていくことだ。そこで、心の使い方について、方向転換法を述べていきたい。

私の父は〝若いときの苦労は買ってでもしろ〟というタイプだった。私もそれを実践してきた。わざと苦労の中に飛び込むことの連続。おかげで、この年で、あらゆる経験、人

が味わわないような苦しみを数多く体験してきた。その結果、何が残ったか？

何も残っていない。苦労ばかりしていると、お金は出ていくわ、物は出ていくわ、心身共にボロボロになるわで、何も残ってはいない。しかし、私のところへはいろいろな人が相談にやってくる。私より十歳も二十歳も年上の人も数多くやってくる。私が既に経験していることが多いので、私は相談者にうまくアドバイスしてあげることができる。残ったものは何もないが、ただひとつだけ、人が残ったといえるかもしれない。

ここで私の苦労話を始めたら、それだけで一冊が終わる。とにかく、働いて、苦しんで、挫折して、バカにされ、虐げられ、裏切られ、利用され、失敗し、その連続だった。その一部を話しただけで「よく自殺しませんでしたね」と多くの人はいう。お金の問題、人の裏切り、裁判問題（まったく非のないことで裁判となった）、交通事故、仕事のトラブルなど、それらがあまりにも続いたため、健康を害し、過労で倒れたことが数回あった。お金の苦しみ、人間関係の苦しみ、心身の苦しみなど、そんな苦しみを二十年も続けていると、受け止め方もだいぶ変わってくる。

初めは、ショックである。相手を責め、すべてを許せない。

二回目は、やっぱりショックである。しかし、自分の落ち度も冷静に捉えられてくる。

三回目は、他人事のように冷静なもう一人の自分が出現するのを感じる。

四回目は、なぜか笑いしか出ない。

五回目は何事もなかったかのように平然と問題を処理していく。

苦しみはなぜ生じるのか。それは、こうしなければならないという希望が強すぎるせいだ。何回も何回も挫折や苦しみを味わってくると、希望すらこだわりという苦しみの源であると思えてくる。

東洋思想には、二つの相反することが同時に出てくることがある。
・あるんだけど、ない。
・ないんだけど、ある。
・こだわらずに、こだわる。
・正しいが、正しくない。
つまり、いつでもニュートラルな状態を保て、ということだ。希望も持って努力はするが、あるレベルまできたら、あとは力を抜いて、天にまかせる気持ちになれ、ということだ。そうしなければ、希望はいつか自分を苦しめる存在となる。愛しすぎると、恋人同士はダメになるケースがある。愛がいつしか束縛となり、憎しみに変わるからだ。だから〝少し愛して、長く愛して〟くらいがちょうどよいことだって多い。

自分がこだわっているもの、自分が正しいと思っていること、それだって、よく考えてみると、一人よがりの大間違いのことだってある。現代の若者が、人間性を疑うような犯罪に走るのも、一人よがりの考え方からくる。考え方は、人、国、文化、立場によって皆違う。違って当然。違う者同士が自分の主張ばかりしていては、争いが生じ、憎しみが消えることはない。すべてはニュートラルで、フィフティ・フィフティ。つまり、半分半分で折れなければ、物事はうまく行かない。そんな心持ちになるには、かねてから自分の考えとは違う人々との対話、コミュニケーションが必要だ。今の若者の暴走に手をこまねいている大人たちが多いが、答えは簡単だ。学校教育の中で、コミュニケーションの教育と、人徳の教育を重視すればよいだけなのだ。また、その知識やカウンセリングの知識を持った人を、各クラスに担任として配置し、常に生徒と行動を共にしていれば、若者の心は変わるものなのだ。

とにかく人は皆、自分が正しいと思っている。それが時として、自分や相手を傷つける。そしてそんな心は、自らの心と体を病気にしていく。なんのために口はひとつで耳は二つなのか。それはまず相手のいうことをよく取り入れるため、といった人がいた。まさにその通りだと思う。そこで、病気になりにくい健康的なプラス思考で物事を捉える方法をまとめてみた。

・苦しいことが起きた――これは心を強くするよいチャンスだ。

・自分を責めてばかりだ――自責は、ある意味こだわりの強さだ。その心は、自己を修正し、向上させることができる。そして自責の念は、集中力や記憶力としても転化させることができる。

・不安ばかりがやってくる――不安は、心遣いの細やかな証拠。不安を、未来への計画思考中と考える。不安は、心優しき人のみが感じる。

・屈辱を味わった――これは、生きる力に転換できる。

・注意されて頭にきた――注意されることはありがたいこと。自分を伸ばすチャンス。頭にくることではない。

・悔しくてたまらない――向上しようとしているから、悔しさを感じる。悔しさのエネルギーを、自己反省と次なる計画へ向ける。

・憎くてたまらない――自己の不備を知る。これは人を許す勉強だ。

・悲しくてたまらない――本当の悲しみを知っている人だけ、本当の優しさを知れる。

・腹が立ってしようがない――怒りこそ、生きる力に変えられる。その力を、建設的な方へ。

・自分は遠回りの人生ばかりだ――人には味わえない、多くのことを学べる。

・どうしても許せない――私の経験上、許せない心は災いのもとだ。いつしかまわりも自分もメチャメチャになっていく。許す心は、幸福のカギである。

・いつも失敗ばかりだ――失敗は賢さの母。自分の能力を高めてくれる。

・敗北感でいっぱいだ――弱い者へ優しくなれる。

・貧乏ばっかりだ――知恵と愛と強さを身につける修行だ。

・自分はダメ人間だ――もし自分のことをダメだと本気で思うのなら、あなたはよほど心の強い人間だ。自分を改善しようと思っている始まりなのだから。

・もう死にたい――人類最大の恐怖である〝死〟という恐怖が消えた。これはある意味、悟りの境地だ。もう恐いものなしで生きられる。

・絶望した――絶望のドン底を味わうと、ある不思議な世界がやってくる。それは、魂の静寂。こんなに静かで清らかな心境に達せられるのは〝絶望〟のおかげだ。この心境は、絶望を味わったことのある人には、理解してもらえると思う。

・もう年老いた――年を取るということは、ほおっておいても悟りの境地に入れるということだ。あきらめは、心の広さや悟りにいつでも転化できる。

・苦しいことばかりが続く——苦しみは、努力している前向きな人のみにやってくるひとつの通過点。苦しいと、一日が長い長い。一年が三年くらいに感じる。苦しい人ほど、人生を何倍も長く生きたように思える。人の何倍もの長さの人生を味わえる。

・希望が叶わない——正しい努力を続けていれば、多少の実現縮小や方向転換はあっても叶わぬ希望はない。もしどうしても叶わぬ希望なら、その希望を叶えたあとにやってくる苦労を、あなたはしなくてもよいという運命なのだ。

・身内の看護ばかりで疲れた——イエス・キリストも釈迦もこういっている。〝病人を看護することは、私に仕えたのと同じだ〟

・私は外見がよくない――外見を着飾るより中身で勝負しよう。数ある仏像でも、霊格が高くなるほど宝飾品をつけなくなる。魂のみで輝く。

・世の中不公平だ――人それぞれに段階があるので一見不公平に見えるがトータルで見ると、さほど変わらないものだ。だが世の中にはなんの苦労もせず生きている人もいる。そんな人には、こんな言葉を思い出すとよい。〝天は、その人に乗り越えられるギリギリの試練を与える〟つまり、魂にはレベルがある。自分から見てなんの苦労もしていないように見えても、その人にとっては精一杯なのだ。

・身内が若くして死んでしまった――若くして他界する人は、もうこれ以上この世で修行する必要のない立派な人。一時の別れとしてつらいが、決して不幸なことではない。

・子供がいうことを聞かない――子供は親の所有物ではない。子供なりに自分で失敗しないとわからないことも多い。子供に小言をいってよくなった試しはない。むしろ〝親をやらせてくれて、ありがとう〞という気持ちで接しているとうまくいく。

・誰も理解してくれない――あなたが人を理解してあげたとき、人もあなたを理解する。

・自分だけが不幸だ――人よりも多く努力している人ほど不幸も多い。しかし気がつけば、不幸続きのあなたはまわりが尊敬してしまうような知恵と人徳を手にしている。

人より苦労が多いほど、尊敬できる

私が最も尊敬している人物、それがI氏である。彼は、七十代の元鉄工所社長。とても明るく元気で、気の優しい男性だ。なぜ私が彼を尊敬しているかというと、まるで小説のようなひどい苦労を経験していながら、それを少しも感じさせない性格に引かれるものがあるからだ。

彼が学生の頃、母親が難病にかかり入院。鉄工の仕事を一家総出でやらないと、一日の入院費が出ない。毎日治療を施さないと母親は死んでしまう。それからは必死だったという。夜も昼も日づけもわからなくなるくらい働いて、入院費を稼いだ。しかし努力の甲斐もなく、母親は他界。その後、父親も亡くなり、鉄工所は叔父に乗っ取られた。経理士とグルになって重要書類を偽造したのだ。それでも彼は一人で頑張り、立派に社長として新たな鉄工所を経営した。

苦労してもひねくれず、それを人への思いやりに変えている姿を見ると尊敬してしまう。

苦しみ、挫折とどう戦うか

いくらプラス思考でも、乗り越えられる苦しみと、そうでない苦しみとがある。肉親が死んだり、会社が倒産したら、〝プラスに考えろ〟といわれてもできるわけがない。ときに運命は、残酷すぎるほど残酷だ。降りかかった悪夢にどう対処したらいいのか、わからなくなることだって多い。しかしそんなときでも、考え方は次のようにいろいろ違ってくる。

①死のう。
②逃げよう。
③もうダメだ。何も考えたくない。
④あの人が悪い。自分のせいじゃない。
⑤自分が悪い。反省しよう。
⑥この苦しみは、自分のためだ。
⑦これでよかったんだ。

できれば③止まりで、それ以上の①や②の考えは避けなければならない。

苦労あってこそ人生

幸せや感動は、物に満たされると少なくなる、という報告がある。そのわけは、何かを手にする前には、抑制や苦しみがあった方が、より感動が増すからだという。物が豊かになり、なんでも苦もなく手に入る現代は、かえって幸せが手に入りにくくなっているということだ。大金持ちが、それだけで幸せなはずなのに、お金だけでは心が満たされないというのもわかる気がする。むしろ物が少なく、希望や夢も手に入りにくいほど幸せを実感できるのだ。

考えてみれば、ゲームや映画もやたらと危険な場面や筋書きが多い。危険や問題が多いほど、いいゲームであり、いい映画である。その危険や難問をどう解決するかに、人々の感動が湧いてくるのだ。

どんな壁でも道はある

私の好きな言葉に、次の三つがある。

「雨降って地固まる」

「汚れたら洗えばいい。壊れたら直せばいい」

「どんな壁でも道はある」

三つ目は、私が作った言葉である。私は苦しいとき、行き詰まったとき、いつも心の中でその言葉を唱える。そうすると、もうダメだと思われたことも、ふといい道が見つかる。完全にいい道とはいえないまでも、どうにか道が見つかるときも多い。

「壁だ、もうダメだ!!」

そう思ったら、本当に何も見えなくなる。

「どんな壁でも道はある」

今はダメでも、明日になれば、きっといい道が見つかるものだ。そう思って確信すると、思いは引き寄せられる。

苦労した方が人となった

今から五百万年前。アフリカのグレート・リフト・バレーに、全長四千キロメートルの巨大な割れ目ができた。マグマの活動で巨大な谷ができたのだ。その谷によって、当時そこに住んでいたサルは、二つの土地に分かれた。

ひとつは西側の豊かな森の土地。もうひとつは東側のサバンナ。豊かな森は、食べ物が豊富で、過ごしやすい環境だった。一方、サバンナはやせた土地で、何もなかった。サバンナに残されたサルたちは、二本足で歩き、道具を作った。つまり、悪い環境で生きていくために、知恵を使うしかなかったのだ。

そして現在、サバンナの中で過酷に生きてきたサルは、人間となった。森に残ったサルは、チンパンジーとなった。

苦しみは、生物を進化させる。

苦しみを和らげる五つの法則

①客観法
今の自分の立場を他人視する。
自分を追い詰めず、リラックスする。
第三者として見たとき、いい解決策がでる。

②苦認法
起こったことは戻らない。
それを認め、あきらめる。
開き直る。
苦しみなくして進歩はない。
失敗や憎しみこそ、生きるエネルギーに転換できる。
苦しみは、成長する者だけの勲章。

③転換法

すべての失敗は、成功のもと。

どんなに壁があっても、道はある。

失敗は成功へ転換できる。

欠点は、利点と考える。

失敗を生かす、具体的な解決策を用意する。

知恵のある者に、相談するのもいい。

④時間法

今を見ず、一年後、五年後の自分を見る。

そこから今を見ると、心が和らぐ。

⑤因果法

人間の魂の世界を認める。

この世は魂の修行のために、仮の苦しみ、仮の幸せが起こるだけ。

因果を考え、自分を反省し、謙虚にすべてを受け入れる。

人間は与えられた運命の中で、少しでも前へ向かって生きていくしかない。

怒りを押さえる方法

この世には、どうしようもない悪人が存在する。暴力的な悪人、我欲しか頭にない悪人、血も涙もない悪人……。私も様々な悪人に出会ってきたが、そのおかげで悪人に対するあらゆる対処法を身につけることができた。私の出会った悪人の一部を紹介すると、百万円以下の土地を七百万円といって騙した不動産屋。恐喝や暴力をふるう不良グループ。購入したマンションを、お金は返さないがマンションだけ返せといってきた売り主。車の接触事故で、脅迫まがいのいいがかりをつけてきたチンピラ風の男。その男に脅迫されてその手先のようになって「おまえがすべて悪い。相手は何百キロ出して走っていても罪にならないんだ」とわけのわからないことをいってきた警察官。私の名を利用して会社の金を横領していた上司。

私の〝味方〟の振りをして裏で私を蹴落とそうとしていた医者もいた。私の書いた本を、よく調べもしないで中傷する本を書いた人間もいた。金のために。……こんなものは序の口で、犯罪行為を繰り返す人間や根も葉もないことで人を陥れる人間など、ありとあらゆる悪人を見てきた。

私は、人生とは皆こんな悪人たちと出会うものだと思っていたが、まわりの人々にこの話をすると、そんなに悪人に会うなんて考えられないという。どうやら私の人生だけが特別だったようだ。しかし私の経験の中でハッキリしたことがある。それは、この世にはまるでドラマに出てくるような極悪人がいくらでも存在しているということだ。

私は普通に、まじめに、ぬかりなく生きてきたつもりだ。なのに悪人が私に災いを降りかけてくることが多かった。私をよく知る女性がこんなことをいった。

「息吹さんは聖人のような人だから、悪い人がちょっかい出したくなるんですよ」

私は自分のことを聖人とは思わないが、なぜか災いが私の元へ目がけて飛んでくることが多かったのは事実だ。だが今となっては、私はそのことを大きな宝だと思っている。若いときに嫌な悪人ばかりに出会ってきたせいで、多くのことを身につけたからだ。

まず、ちょっとやそっとでは怒らなくなった。不動心が持てるようになった。次に、悪人にはどう対処すべきか、あらゆるパターンを学ぶことができた。例えば、わけのわからないことをいう警察官には、警視庁の私の知人の名を出した。かなりのポストにいた人物である。その途端、急にその警察官の態度が変わり、「すみませんでした。このことは上にはいわないで下さい」と謝ってきた。横領の罪を私に着せようとした上司は、すべての発言をテープに録音することで私の濡衣を晴らすことができた。

このように、様々な対処法を身につけたことはひとつの宝だ。しかし、それも行きすぎてはいけない。対処は必要だが、悪人をやり込めるまで追い込んではいけない。それでは意味がないのだ。

やり込められた悪人は再び怒りをこちらに向ける。それに対し、こちらも応戦する。これでは無限地獄が続くばかりだ。悪人と一緒になってこちらも怒り、悪と悪で戦えば、最後には殺し合いが待っている。そしていつか必ずどちらかが死ぬ。東洋思想では、まだその先がある。それで死んだ方が負けではない。その後も、死者は悪霊となって、相手の子孫末裔まで呪い殺す。永遠に続く地獄。釈迦はこのことを恐れ、人間が怒りを持つことを戒めた。

私には記憶がない話だが、私が五歳くらいの頃の話を母がしてくれた。幼稚園に暴力を振るういじめっ子がいた。その子が私に暴力を振るっても、私は決して手を出さなかった。それを見て私の母が「なぜやり返さないのか」というと、「私はやったらまたやり返される。やり返されたらまたやる。これではきりがないでしょう」といったそうだ。

悪い人に悪いことをされたら怒るのは当然である。しかし、怒りの先には殺し合いが待っている。そこまで行かなくても、怒りは間違いなく自分の心と体を傷つける。そして病気になる。ひどい場合には、その場で脳血管が切れて死んでしまう。怒りを持つことは、自分にとっても最悪の結果を生む。だから怒りをなんとかしなければならない。悪人への怒りも、ある程度までにしておく必要がある。

そもそも人はなぜ怒るのか？

・プライドがあるから。
・傷つけられる自分を守る自己防衛のため。
・傷つけられる状況に慣れていないから。

そう考えると、怒りは人間の尊厳と生命を守るために必要不可欠なものといえる。つまり、怒りは必要な感情なのだ。だが、その使い方を間違うととんでもないことになる。包丁の使い方を知らない子供に包丁を持たせたら、その子は自分の手を切ってしまった。それと同じだ。怒りの使い方、悪人への対処の仕方、そんな人生にとって最も大切なことを学校では何ひとつ教えてくれない。今の教育の間違いはここにある。人生にとって必要なことを教えない。

怒りはパワーである。生きようとする力、そのものである。これを生かさない手はない。パワーとして残し、力の質を変えればよいのだ。怒っているときに、自分より苦しんでいる人たちのことを考える。そして「こんなことで怒って自分の力を使うのはもったいない。この力を人助けのために使おう」と思えばいい。怒っているときに「この力を明日からの生きる力に変えるぞ!」と思ってみる。そんなことできたら苦労はないと思うかもしれない。だが、これも慣れだ。何度も繰り返し怒りに遭遇すると、いつかそれが他人事のように思えるときがくる。そのときがチャンスだ。そのとき、きっと怒りのパワーを別の方向へ持っていける。他人事のように自分を捉える。これ即ち、他観、達観。東洋の知恵である。

そうはいっても、すぐ同調してしまうのが人間である。怒っている人を見ればこっちも怒りたくなる。笑っている人を見ればこっちも笑いたくなる。気持ちは見るものに同調するクセがある。

私は気功訓練で、同調と浄化という言葉をよく使う。人間はまわりのものに同調してしまう。これは仕方のないこと。よい気と同調すれば幸いだが、悪い気と同調した場合、浄化が必要である。

浄化は、心と呼吸によって行う。まず心に太陽を思い描く。そして、太陽の光を体中に浴びて、光輝いている自分を想像する。そして大きく深呼吸する。太陽の光を体中に取り入れるように深呼吸する。そしてその呼吸を相手に浴びせるような気持ちで息を吐く。相手も浄化されていくイメージで。これによって、悪い邪気に同調した心は、浄化されていく。同調と浄化。これは気功訓練のみならず、感情をコントロールする訓練にも使える。

それでも、何をやってもダメで、相手が怒って迫ってきたらどうするのか。どうしても許せない悪人がいたらどうするのか。そのときは怒ればいい。悪人の言動は気にするな、無視しろ、考えるな、という基本があるが、それでもダメなら怒るしかない。しかし、怒り方が問題だ。次の二つを守らなければ、自分も無限地獄へ落ちてしまう。
・愛のある怒りであること。
・半分理解すること。
私は、どうしても許せない人がいると、その人の親を思い浮かべる。

「この人にも親がいる。きっと両親はこの人を悪人にしたくて育てたわけじゃない。最初はこの人も何も知らない赤ちゃんだった。それが成長過程でいろいろなことがあり、こうなってしまった。両親はきっと、この人のことを今でも心配しているんだろうなぁ」

そう思いながら怒ると、不思議とその人を教え諭すような口調になる。

「誰も最初からこんな汚い人間だったわけじゃない。最初は皆、珠のような赤ちゃんだった。それがどういうわけか道を誤って人様に迷惑をかける人間になってしまった。きっとどこかでこの人も苦しい目に遭ってきたのだろう。不幸なことばかりあったのだろう。そうでなければこんなにはならないはずだ。この人も被害者なんだ」

そう思いながら怒ると、正しいことを正しく怒ることができる。そして次にこう思う。

「この人も何か理由があって怒っている。すべてはフィフティ・フィフティ。半分は譲れることもあるんじゃないのか」

つまり、自分も相手も、半分半分の利で折り合いをつける。そうするとうまく治まるケースが多い。もちろんそれはケースバイケースだが。ときにはこちらが全面勝訴しなくてはならないこともある。

愛を持って怒れば、正しいことを正しくいえる。そうすればこちらは何も動ずることはない。正しいことで怒れば、相手も少しはわかってくれる。どんなに怒っても、自分の心まで悪の感情に染めてはいけない。難しいことかもしれないが、きっとできるはずだ。

私は今でも忘れられない出来事がある。それは秋葉原の交差点での出来事だった。五~六人の学生服を着た男子高校生たちが横断歩道を歩いていた。その一人と五十代くらいのサラリーマンとがぶつかった。サラリーマンはいった。

「なんだ、ぶつかったのに。謝まれ!」

「なんだとぉ!!」

気の強そうなサラリーマンのまわりを、五~六人の体の大きな高校生が取り囲んだ。大ゲンカになる。なんとかしなくては……。私はそのころ空手とキックボクシングをやって

いたので、拳を握り、その輪の中へ入ろうとした。そのとき、

「やめなさーいっ‼」

五十代くらいの中年女性が輪の中へ割って入った。その声は、今までに聞いたこともない声だった。本当にやめてほしいという強い感情と、愛と思いやりを感じる声だったのだ。魂に響く声だった。その声に、高校生たちもサラリーマンもハッとした。厳つい顔が一瞬で変わった。

(オレは今まで何をしてたんだ? 下らないことはやめて行かなくちゃ)

そんな顔をして、皆サッと何事もなかったかのように歩き始めたのだ。私は驚いた。愛は怒りに勝つのだ……そう実感した。と同時に、私の拳に気がついた。そして恥ずかしくなった。私は、怒りという拳に、拳で対抗しようとしていたんだ。私は、拳で押さえつけようとしていたんだ……。このときを境に、私の悪に対する考えは大きく変わった。

怒りに怒りで対抗しては、滅亡あるのみ。

●怒りを押さえる五つの法則

①愛情法

怒りの対象となる人の親を思う。

親族になった気持ちで相手を見る。

②客観法

これは他人事だと思う。

とにかく考えない。楽天的に開き直る。

③発散法

人に助けを求めたり、話したりする。

楽しいことで気を発散させる。

④自信法

怒りを押さえる自分は、最高に立派だ。

失敗や問題が多いほど、大物の証拠と考える。

⑤変換法

怒りのエネルギーの方向を変えて生きる力へ。
相手への怒りの方向を、自分の反省の方向へ向ける。
悪いところばかり見ず、いいところを見る。

ストレスは長生きのもと

人生、長く生きてりゃ本当にいろんなことがある。ストレスのたまることばかりだ。東洋医学では、ストレスも、壁も必要と考える。陰と陽はどちらも必要と考えるからだ。現に、ストレスがまったくない生活を送ると、免疫力や自律神経のバランスがおかしくなる。ネズミの実験でも、ストレスを適度に与えたネズミの方が、まったくストレスのないネズミよりも長生きするという報告がある。

そう考えると、怒り、ストレス、壁……あらゆるものが健康のひとつのアイテムとして考えられる。要は考え方ひとつだ。楽しめばいい。限度を越えたストレスや怒りは、人情的に楽しめるわけがない。そうでない程度のストレスは、ゲームだと思って楽しめる。

私は、テレビゲームやその他のゲームやギャンブルには興味がない。自分の人生の方がよっぽどエキサイティングでスリル満点だ。そっちの方がゲームよりも百倍は面白い。どうやってこの難局を切り抜けるか!? どうやってマイナスをプラスに変えるか!? そこには感動物語もあり、根性物語もあり、義理と人情もありと、とても面白い。

そうやってストレスをプラスに考えただけで、体と心に与える影響も大きく変わってくる。

憎しみをどうやって消すか

人生長く生きていれば、どうしても人にだまされたり、傷つけられたりするものだ。すぐ消える傷ならまだしも、日が経つごとに憎しみが増す傷だってある。

そんなときは、どうしたらいいのだろうか? やはり感情を無理に押さえつけない方がいい。人間、泣きたいときに泣いて、怒りたいときに怒る方がいい。無理に感情を押さえつけると、あとで病気になったりする。感情を方向転換してうまくコントロールできればいいが、そうできない感情なら、無理に押し殺しては逆効果となる。憎しみがあるなら、とことん憎めばいい。しかし、復讐は考えないことだ。目には目をのハムラビ法典や江戸時代の仇討ち制度のない現代では、それは許されないことなのだ。

そのうち、いつまでも考えていられなくなる。憎しみや苦しみは、自分の体をボロボロにするだけだと気づくはずだ。その後、時間という〝心を癒やす最高の薬〟が憎しみから心を遠ざけてくれる。そして、不思議と人を許せるようになる。その後なぜか、自分は悪くもないのに、悪かったね……と謝れる日がくる。心とは、時間によって不思議と丸くなるものだ。

どうして自分ばっかりがこんな目に

何も悪いことをしていないのに、嫌な目に遭う事だってある。どう考えても理不尽なことに耐えなければならないときもある。こんなとき、どう思ったらいいのだろうか？

釈迦は、罪がないのに罵られ、殴られ、苦しめられている人、理不尽に耐え忍んでいる人こそ、本当に心の強い人であり、人生最大の修行をしている人だというのだ。

「どうして自分ばっかり、いっつもこんなつらい目に遭うんだ?」

そう思う気持ちもよくわかる。しかし、それは不幸ではない。『五体不満足』の著者、乙武洋匡氏は両手両足が不自由だ。しかし、彼はこういっている。

「自分は不自由だが、不幸ではない」

どんな境遇でも、考え方次第である。幸も不幸も本人が感じるものだ。考え方ひとつで、どんなに幸福が増えることだろう。

決して損したとは思わない

私の母の話である。母が東京へ上京してきたとき、ディズニーランドへ連れていった。どうせあまりチケットは使わないだろう、ということで入場券のみで入った。

ところがその日は、やたらと空いていた。そして、ほとんどのアトラクションへ入れたのである。そのために、フリーパスで入るより大変高い料金となってしまった。そのとき

母がひと言、

「ディズニーランドの人たちは一生懸命やっている。その人たちが潤うんだからいいよ」

まさにプラス思考である。私はこの言葉を聞いたとき、「血は争えない」と思った。私もいつも同じように考えているからだ。

・小銭を落としたら　↓拾った人が幸せになれるからいい。
・車で道を間違えたら　↓いろんな道を通れて、いい経験だ。
・スポーツの試合で負けたら　↓勝った人が幸せになれば嬉しい。

どんなことも、心をプラスに変える考え方はあるのだ。

心のプラスアルファ

体には、リンパ球等の免疫力がある。リンパ球が、体の悪い部分を治してくれる。しかし、そのリンパ球でさえも、体の主人である〝心〟が悪い考えを持つと、反応力が落ちてしまう。だから、心の免疫力、心の自然治癒力を活かす方法を、ここで重点的に述べたい。

心の免疫力とは、辛いことがあっても動じない強さであり、心の自然治癒力とは、早く元の健康な心に戻る力である。人間は、いつも幸せな気持ちでいられるのが、最もよい。本当の幸せは、お金や物や名誉では得られない。なぜなら幸せは、得るものではなく感じるものだからだ。それらを感じるための道具として、お金や物や名誉がある。それだけではない。健康や愛情も、幸せを感じるひとつの要素だ。そして、苦労や病気までも、幸せを感じるために必要なものであることも、忘れてはならない。

恐怖へのプラスアルファ

物事へのこだわりは、体にとってよくない。なのになぜ人はこだわるのだろうか？　それはやはり、プライドや責任感があるからであり、それらの根底にあるものは、恐怖や不幸に遭いたくないという危機感だと思う。死への恐怖、老いの恐怖、失う恐怖、生活苦への恐怖、責任を果たせなかったときの恐怖なども、こだわりの原因である。しかし考えてみれば、誰でも必ず死ぬし、誰でも老いる。誰でも何かを失うし、誰でも何かしら失敗するのだ。だから恐怖から逃げずに、恐怖の存在をありのままに認める必要がある。そして一度、これまでの考え方をシンプルなものに変えてみることだ。〝人生の基本は、食べて寝ること。それ以外は余計なことだ〟そう割り切ってみる。そして、すべてをありのままに受け入れ、その中で努力し続ける自分を自分自身でほめる。そして慰める。そうしたら、きっと今までの自分に感謝でき、恐怖は消えていく。

恐怖心は消す。恐怖心をいい形で緊張や努力に変えていく。生きる力に変換する。そうすることが、プラスアルファ思考である。

病気をプラスに考える

病気になると、

「あぁ、もうダメだ」

「生きていてもおもしろくない」

と考える。それが今までの常識である。しかし、そんな考え方が病気をさらに悪くしてしまうのだ。

　それなら、もっと前向きに考える方法を持つべきだ。そこで前向きな考え方を具体的に考えてみよう。例えば、病気になったことで、今までの生活環境を考え直してみる。そして、悪いところを見つけ出し、ライフスタイルを考えるひとつのステップとすることもできる。また、病気や医学について深く勉強することもできる。病気という壁に立ち向かう強い意志を養うこともできる。命や時間の大切さを知り、人の思いやりに触れることもできる。病気をプラスに考え、その後の人生を有意義にすることができる。

老いへのプラスアルファ

　人間の六十兆もの細胞は、常に新しく生まれ変わっている。いつも新しい細胞ができるのに、どうして人は老いるのだろうか。それは、今まで外敵を食べていたリンパ球が、健康な細胞までも攻撃し始めることがひとつの要因だ。これでは、いくら新しい細胞ができても追いつかず、老いていくはずである。

なぜリンパ球は、自らの健康細胞までも攻撃するようになるのか？　それは、リンパ球を正しく育てていた胸腺に、脂肪が多くなることが大きな原因だ。

胸腺には、五、六歳から脂肪が増え始め、年を重ねるたびに、リンパ球をうまく育てることが難しくなる。だから正しくプログラムされていないリンパ球が、健康細胞までをも攻撃してしまう。老いは初めから生命にプログラムされた、悲しいシステムである。

しかし、大きく考えてみると、それが自然の摂理なのだ。形あるものは、すべて壊れる。そしてまた、新しい生命が、時代を作っていく。物事にはそういう法則があるのだ。だったらその〝老い〟もプラスに受け入れよう。老いは、あきらめと安堵感を与えてくれる。見えなかった物事の本質を見せてくれる。

また、ボケることも、そんなに苦しみとして考えなくていい。なぜなら、赤ちゃんとボケ老人とを比較してほしい。見た目には大きく違うが、よく観察してみると、やっていることは同じである。意味のない言葉を発し、目を離したすきにどこかへ行こうとする。食べ物に執着し、同じような動作を何度も繰り返す。理論など通じない。感情のままである。ところがそれを見て、赤ちゃんだと人は〝かわいい〟と思い、老人だと〝かわいそう〟と思う。確かに老いは悲しい。でも行動は同じなのだ。だから考えを変えれば、赤ちゃんから大人になり、また赤ちゃんに帰って死んでいく、それが自然の姿と受け入れるべきだ。

ボケ老人を、赤ちゃんと同じように親しみを込めて見ることができたら、ボケも回復するといわれている。そんな治療で高い効果を上げている施設もある。自主性にまかせ、あきらめず、未来を信じて接する、まるで子育てのような接し方だ。また、ボケは実は当人が一番苦しいといわれている。物忘れや言葉忘れに対して、自分に情けなさを感じ、イラ立つという。しかし、それもこれも赤ちゃん帰り。それが自然の仕組み。そう思ってすべてを受け入れたとき、逆に回復に向かうケースが多いという。

死へのプラスアルファ

人にとって最大の恐怖は〝死〟だと思う。あまりの恐怖ゆえか、人は死について深く考えることをせず〝いかに長く生きるか〟だけを追求してきた。クオリティ・オブ・ライフという言葉がある。生きる質を考えるものだ。しかし、クオリティ・オブ・デス、つまり死の質については語られることが少ない。

死の本質を知ると、人は〝あきらめ〟の境地に入る。そうすると不思議なことに、逆に生命力が増す場合がある。今までガムシャラに病気と戦っていた人が、あるときフッと力を抜いて「病気とつき合おう」と思った瞬間から、病気の進行が止まったという話がある。大病のため人生に無常感を感じ、「いつ死んでもいいや」と絶食していたところ、それが幸いして病気が治ったという話もある。死を直視し、余分な力が抜け、それがかえって自己の生命力を増す結果となるのだ。

いずれ人は死ぬ。ならば覚悟を決め、好きな生活環境の中で笑って死にたいものだ。それでもどうしても死が怖いというなら、神様や死後の世界を信じればよい。そうすれば、きっと安心して死を迎えられる。そんな考えをどうしても受け入れられない人は、あきらめることの心地よさを追求すればよい。ある意味であきらめは、至福とやすらぎを与えてくれるものだ。それらは、今の自分の生きる意味や価値や生きる力さえも、きっと高めてくれるものだ。

生と死の形がしっかり自分なりに見えてきたら、心が据わる。心が据わると、焦らなくなる。焦らなくなると、体に好影響を及ぼす。焦りや怒りは、体内の血液を酸性に変えてしまう不健康なものだ。それらの感情的こだわりは、生が永遠に続くと思っているから生じている面が大きい。死をプラスに考えれば、今の自分が変わる。生き方が変わる。

死があるから、生が活きる。生があるから、生の喜びが増す。『色即是空、空即是色』〝有〟は〝無〟から生じ、〝有〟は〝無〟へと還る。それがこの世の摂理なのだ。無条件に受け入れるしかない自然の法則なのだ。ならばそれをプラスとして受け入れよう。それが自然に対する人間の英知である。

第四章

東洋医学の根源

東洋医学は心・気・体を重視

日本の武道で必要なものは、心・技・体であるとよくいわれる。つまり、ただ強くなるだけではダメで、心と技と体の三つを磨くことに重きを置いている。また、そういう三つの要素がそろった人物こそ、本当に強い人と考えられる。昔、何かの映画のフレーズで〝強くなければ生きられない。優しくなければ生きていく資格がない〟というものがあった。また、あるコマーシャルで〝本当に強い人ほど優しい人〟というコピーがあった。いずれにしても、精神性、心を重視した言葉といえる。

体を鍛え、技を磨き、心を強くする。この三つのために武道はあるといっていいだろう。私も柔道、空手、キックボクシングと経験してきたが、西洋のキックボクシングは、技術的にはかなりハイレベルで他を圧倒するものがあった。しかし柔道や空手は、技術論よりも精神的なものに長けていた。礼に始まり礼に終わり、弱きを助け、正義を重んじ、精神の安定を大切にしていたように思う。

では、同じ東洋思想からなる東洋医学ではどうだろうか。まとめてみると、心・気・体ということができる。体を養生し、気を発し、心を豊かにすることこそが、東洋医学の真髄なのだ。では心を豊かにとは、具体的にどういうことだろうか。

私は心を、命理、心理、願理の三つに分けて説明する。命理とは、命の根源を知ることである。人はなんのために生まれ、なんのために死にゆくのか。人生の目的とは一体なんなのか。そういった命の根本に関することを理解することで、心に一本ドッカと大きな柱ができる。

心理とは、心の理、心の質のことである。つまり、個人の性格や内面を磨くことによって、常に心をピュアに保つことである。つまり、命理とは仏教に例えると法であり、教典である。心理とは、その法をもとに修行をし、魂の徳を積む修行僧ということになる。

そして最後は願理。これは、いわゆる願い事である。人間も生き物である。生きていくために多くの欲を持っている。私利私欲や煩悩では困るが、そうでなくても人間は夢や希望という欲があるから生きてゆける、という面もある。正しい願いを正しく実現させるために必要な知識を学ぶことが願理である。

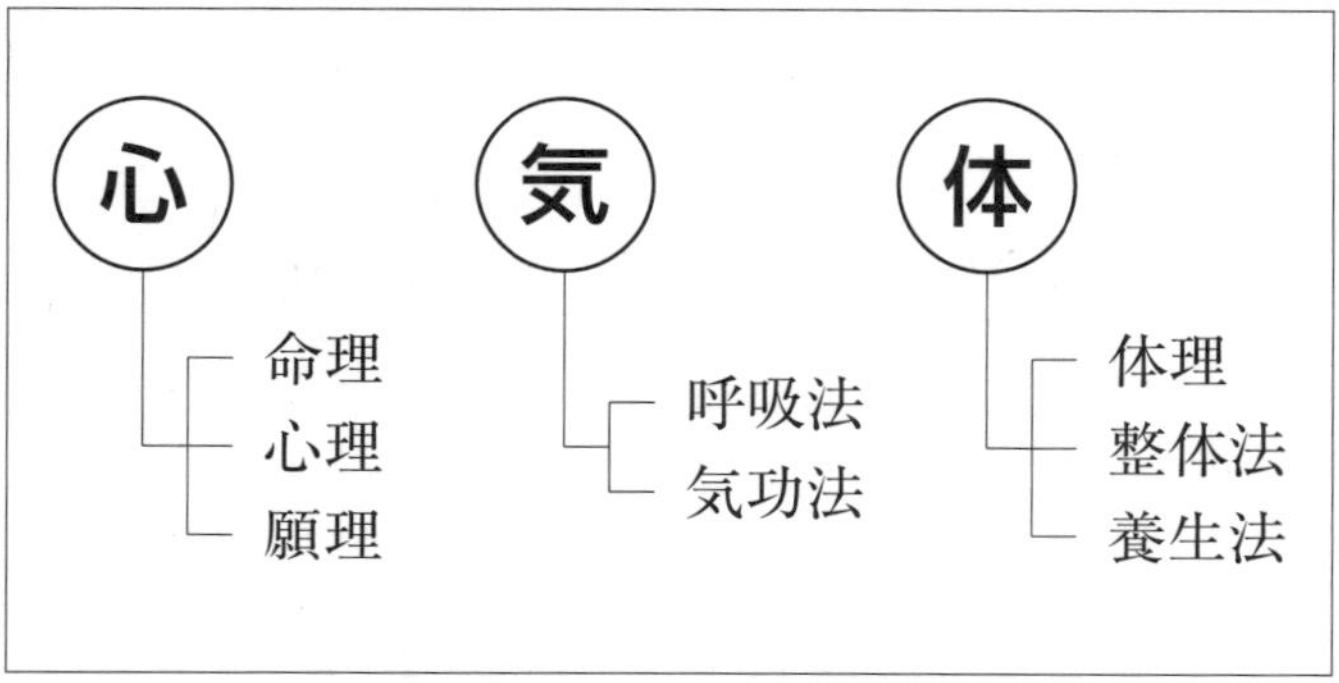

バイオセラピー東洋医学理論体系図

以上、東洋医学で大切にしている『心』を細かく分けると、命理、心理、願理という分け方になる。また『気』『体』についても追って述べていく。

命理について

命の根源、人間とは何か？　そんな存在の根本に関わる大切な部分を明確にしておくことは、人生にとってとても重要なことだ。

あるドイツ人の学者がこんなことをいっていた。

「教育者は、生き方の手段は教えても、死について教える人が少ない。本当は、死という避けられない事実から教えてこそ、本当の生き方が見えてくるのに」

まさにその通りである。現代は、どうしたらいい会社に入って、いい生活ができるのか、ということばかりに重点を置きすぎている。そこに重点を置くと、老いや死は敗北であり、みじめなものとしか思われなくなる。豊かなことが勝ちで、そうでないものは負けということになる。

心理学者のユングは、人生を一日の太陽に例えた。日が昇って頭上にくるまでが、成長期から青年期。夕方から日が沈むまでを中年期から老年期。ここで大きく違う点がひとつある。それは、地上に一日立っていた人間の影の位置だ。

日が頭上にくるまでの影の位置と、日が沈むまでの影の位置とでは、まったく逆となるのだ。つまり、これを考え方や感じ方に置き換えると、青年期まで正しいと思っていたことが、老年期では間違いだと思えてくることが多いということだ。考え方、価値観、行動……すべてにおいて逆の見方が見えてくる。

若者にとって、私利私欲は重要で、こだわりや強すぎる正義感で許せないものも多い。それが年を重ねるにつれて、今まで気づかなかった何気ないものが見えてくる。なんでもないものに感謝や感動が生まれてくる。老年期は、決して敗北ではなく、人生の成長の頂点ともいえる。そして、死についてもとても前向きに捉えることができるようになる。

そういう意味でいえば、命の根源を深く考えるには老年期がいいのかもしれないが、若いうちからその原理について考えておくことは、その後の生き方にとって最重要ともいえる。

そこで、命について、宇宙について、東洋医学や東洋思想はどう捉えてきたのか、述べていきたい。

人生とは何か

命とは一体なんなのか？　そんな疑問を一度は持ったことがある人々が多いと思う。自分はなんのために生まれてきて、何をしたらよいのか？　命にはなぜ終わりがあるのか？　そういった漠然とした人生への疑問や不安でいっぱいになったこともあるだろう。

東洋思想では、それらを〝天人合一〟という理論でまとめている。つまり、天（宇宙）と人は同じひとつのもの、という考え方だ。おそらく、宇宙ができたのと同じ理由で命ができ、宇宙が消滅するのと同じ理由で命も消える。つまり、人間とは宇宙そのものだ、と考えている。現に、物質を司る原子や中性子の存在は、宇宙の星々とよく似ている。

宇宙の中に生まれ、宇宙の中で死にゆく我々は、宇宙の法則に従って生かされているにすぎない。だから、人生に迷ったり疑問を感じたりしたら、まず宇宙にその答えを求めるとよい。大宇宙に目を向けるもよし、宇宙の一部である地球の大自然に目を向けるもよし。そうすれば、きっと答えが見えてくる。

日本古来の宗教である『神道』は、世界の宗教の中でも珍しい部類に入るという。というのは、神道には聖書のような教典があまりないのだ。伝説や儀式についての書物はあるが、具体的な倫理観とか指導法などのような教えとなるものが、数少ない。ただひとつ統一されている教えは、〝神社は木々の中にある〟ということらしい。

考えてみたら、神社の多くが木々に囲まれていたり、山を背にしていたり、自然の近くに存在している。これは〝細かな教えよりも、答えはすべて自然の中にある〟という考えからきているものだ。私はこの話を聞いたとき、神道も奥が深いなぁと思った。中国でも日本でも、こうやってみると実に自然を大切にした考えがある。

・人はなぜ生まれてきたのか　↓宇宙が生まれたから

・人はなぜ死ぬのか　↓宇宙もやがて消滅するから

そう単純に割り切る考えが東洋にはある。しかし、もっと深く宇宙や命の根源を知りたいのなら、次に述べる話を理解してほしい。この話は、東洋医学、東洋思想、仏教、神道、最新の量子力学、宇宙論など、あらゆる方面からの共通項をまとめた話である。

まず、宇宙ができる前の話になる。宇宙ができる前はどんな世界があったのか？　それは、時間も空間もない、エネルギーだけが充満した世界が存在していた。どこまで行っても、ただエネルギーが充満しただけの世界。

東洋思想ではこの世界を、〝気の源が充満した世界〟と考え、仏教では〝空の世界〟といった。エネルギーだけが充満した何もない世界、といわれてもピンとこない人々のために、ひとつの例えをしよう。水を考えてほしい。水は、常温ではただ単に水である。そこに熱というエネルギーを加えると、水は水蒸気となって消えていく。実際には消えたのではなく、空間に存在している。この状態が、エネルギー充満状態に似ている。もっとわかりやすくいえば、霧の中のような世界だ。色でいうなら光輝く白色。このエネルギーだけの世界にも動きはある。エネルギーは常に変動や歪みやゆらぎを生む。つまり、エネルギー充満の密度に差が出てくる。そのエネルギーが弱くなった部分から物質が生まれる。つまり、水蒸気が冷えて再び水になったような状態だ。エネルギーが強ければ〝無〟になり、弱ければ〝有〟になる。

これを仏教では〝色即是空、空即是色〟といった。時間や空間や物質を有する宇宙（色）は、すぐに何もない世界（空）になる。そして〝空〟はすぐに〝色〟を生む。つまり、すべての基本は無であり、ゆらぎによって有が生まれ、再び無に帰る。この宇宙基本原理は、あらゆる例えで表現される次のような言葉の源といえよう。

・有と無
・陰と陽
・動と静
・光と影

この世は、空と色に代表されるこれら相対する二極によって成り立っている。これを一枚の図で表したものが東洋にはある。太極図と呼ばれる有名なマークだ。丸い円の中央にS字状の一本線が横切る。円が無の世界を表し、線はゆらぎを表す。そして、S字の彎曲

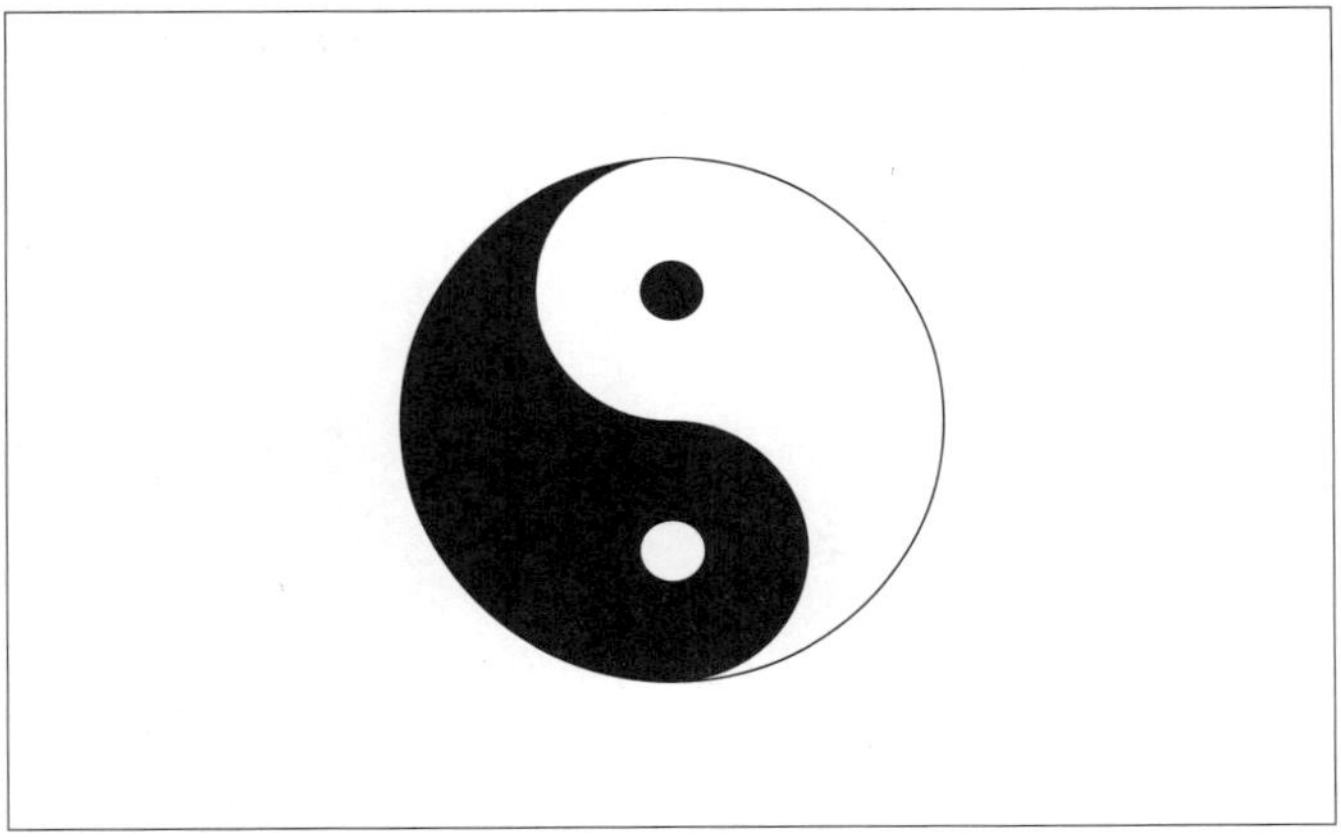

太極図

の中に各ひとつずつ小さな円が描かれている。ひとつが宇宙という物質世界を表し、もうひとつがその宇宙と相対してできた反物質の世界を表す。つまり電気でいうなら、宇宙がプラスで、もうひとつがマイナスということになる。

エネルギーだけの無の世界からゆらぎによって有の世界である宇宙ができる。宇宙には、時間と空間があり、物質も存在する。しかし、それらには限りがあり、いずれは再び無の世界に帰る。その宇宙に生きる人の命も同じことだ。それには限りがあり、いつかは消える。そして再び、別の命として生まれてくる。これは、西洋にはあまり見られない思想である。

輪廻転生。宇宙の原理を知れば、これは当たり前のこととして受け入れられる。西洋人は、よく始まりと終わりを作りたがる。しかし、東洋医学の根源は、円と波である。

円として、すべては同じところへ帰ってくる。波としてこの世の二極をバランスを取りながら生きる。つまり中庸道の思想。だから、輪廻転生は東洋では昔から当たり前のこととして受け継がれてきた思想なのだ。人は死で終わりではない。無となって、一時的に人間の肉眼では見えなくなるが、いずれ再び存在する。宇宙がそうであるように、人間もそうなっている。それが天人合一。

無の世界からゆらぎが起こるひとつの理由として、エネルギーの強弱が考えられる。エネルギーの弱い部分が物質となる。鉄も熱を加えるとドロドロとした液体だが、冷えると固い物質となる。そう、エネルギーが弱いから物質になると考えてよいだろう。無からエネルギーの弱い部分が宇宙となる。その宇宙の中で、弱いエネルギーも強化され無に帰っていく。強化されたエネルギーが無に帰っていくと、宇宙には弱いエネルギーのみが残っていく。そこで最後に残った宇宙というエネルギーはひとつに小さくまとまり、小さなひとつの強いエネルギーとなって無へ帰っていく。この宇宙は現在膨張しているが、いずれは小さく小さくなり一ミリ以下の存在となって消えていくことが科学的にもいわれている。

これを人間として考えてみよう。人の魂というエネルギーは、強化されたものだけが早く無に帰る。仏教的にいえば、涅槃へ帰るということになる。つまり、仏教を信じて修行をして徳を積んだ者が、いち早く悟りの世界へ行き、もう二度と生まれてくることはないということだ。そうなると地球には、仏教も法も信じない悪の人間たちのみが残っていく。末法という。

しかしそうだとしても、いずれ宇宙はそれらもまとめて小さなひとつの強いエネルギーとなって無へ帰る。遅かれ早かれ無になるのなら、修行して徳を積むことになんの意味があろうかと思う人もいるかもしれない。しかし、末法の世は地獄である。本当の地獄は大変な世界である。できれば経験しない方がよいと思う。

だから、生きるとは魂の修行に他ならない。魂を強くして、ピュアにして、光輝くエネルギーとする必要がある。我々も宇宙に存在するエネルギーの一部なのだから。

東洋思想や東洋医学は、この根本原理を非常に大切にしている。この柱がすべての考え方の中心になる。

人はなぜ生まれてきたのか

人はなぜ、この地球という星に生きているのだろうか。生物学者にいわせれば、人類は地球に生えたカビとそう大きく変わらないそうだ。水があり、アミノ酸があり、太陽光があり、温度があり……これらの条件が整うと、生命が誕生する。そういう意味で考えると、人間だけが特別ではなく、カビも人間も同じ条件で生まれた、同じ生命である。

生物が生まれるのに好条件であった地球。生物は、小さな細胞単位から、大きな細胞組織の生命体へと進化していった。そして、万物の霊長といわれる人間にまで進化してきた。しかし、人間だけが決して特別な存在ではない。ヒトゲノム計画によって、生物の遺伝情報が明らかになってきたが、ハエと人間の遺伝子が、構造的に考えていたほど大きく違わなかったことが、科学者を驚かせた。チンパンジーに至っては、九十パーセント以上が人間と同じだった。

生物は、宇宙の中に存在する地球の一部である。人間もまた、そうである。宇宙の中に存在し、宇宙の成り立ちや法則に従って生まれてきた。もともと宇宙には、生命を生む素材が含まれている。それはまるで、宇宙が生命の誕生を望んでいるかのように。また、東洋思想的に考えると、目に見えないエネルギーである魂と、物質である肉体が、お互いの進化や強化のために、生命という形体を借りてこの世に存在している、と考えることもできる。いずれにしても、宇宙は生命を生み出す力を持っている。われわれ人間も、宇宙の一部であるということを、忘れてはならない。

さらに、NHKで放送していたが、現在の科学では、宇宙生物や宇宙人は存在する、という考え方が主流になってきているそうである。宇宙を調べれば調べるほど、生命が誕生することは必然であることがわかってきたからだ。宇宙人などいないと考える科学者は、笑われる時代となったのだ。

人にはなぜ老後があるのか

生物学上、生命の最大寿命とは、子供が産める年齢プラスその五倍といわれる。人間なら、二十才が適齢期として、その五倍は百才。百才プラス二十才で、合計百二十才が、人間が生存可能な年齢ということになる。しかし、実際には七十代から八十代で死亡するケースが多い。他の生物に至っては、子孫を残すと同時に死亡することも多い。特に昆虫や魚類にそれは見られる。

なぜ生物は最大寿命まで生きないのか。栄養の問題、ストレスの問題、病気の問題等、様々なことが考えられるが、最も考えられることは〝生物は、子孫の教育の期間だけ寿命がある〟という説である。

昆虫や魚類の多くは、生きる術が遺伝子の中に入っている。哺乳類になると、生きるための知識が多く必要となり、その分、親が子供に教育する期間が必要となる。その教育量の多さが、寿命になっているというのだ。確かに、人間は生まれてから学ぶことが多い。

生後の学習によって、人生が大きく変わってくる。

老後とは、子孫の教育のためにある。若者への指導の期間でもある。先輩として、後輩へ自分たちが学んできたことをしっかり伝えていくことこそが、老後にやるべき仕事だと思う。

なのに、最近は教育をしない人々が多すぎる。子どもに教育をせず、ペット化させる親。逆に虐待する親。嫁に教育をしない姑、部下に教育をしない上司、生徒に人徳の大切さを教えられない教師などなど。今の若者にアンケートを取ると、「生きるうえで大切なことを誰も教えてくれない」という意見が多いそうだ。教育は、ただ怒ることや押しつけることではない。教え諭すことが教育なのだ。それができなくなった日本人が、あまりにも多すぎる。

人はなぜ死ぬのか

遺伝子が進化していくためには、他の遺伝子と混ざり合って、新しい遺伝子を作る必要がある。そのためには、寿命が避けられない道となった。

進化をしない方を選択した大腸菌などの単細胞生物は、細胞分裂をくり返し、増殖はする。しかし、いつまでも同じ型の遺伝子が増え続ける。そして細胞自体に基本的な寿命はない。

進化を選んだ魚類や哺乳類などは、次々と遺伝子をかけ合わせることによって進化してきた。進化し、環境に合った生物は生き残り、古いタイプの遺伝子を持った生物たちは死を迎える。古いタイプの遺伝子は、自ら身を引くかのように、死を選択する。サケは産卵後に、タコは孵化後に、親たちは自らの体内に死のホルモンを出して死を迎える。つまり死は、次のものに生きる環境をゆずる行為なのだ。進化する生物たちは、そういう意味から考えると、一代一代進化していっているといえる。子より孫、孫より曾孫と少しずつ進化していっている。

遺伝子はより進化を求めるため、自分にないものを持った人に心を引かれる。進化する遺伝子は、常に進化を求め、新たなる環境を求めるようになる。生物が海から地上へ上がったのもそのせいだ。そして生物の最も進化形である人類は、今度は宇宙を目指している。

進化と寿命は、切っても切れない関係にあるのだ。

東洋医学は、魂の存在を認めている

東洋医学では、死後の世界を当たり前のように認めている。そのことについて述べたい。精神活動を支えるものを、神気《しんき》と呼んでいる。その神気は、次のように分類されている。

・神（しん）……生命活動を支配、統制している気。神は五臓の中の心に納まっている。心拍動や呼吸を適切に行わせる働きがある。視る、聴く、話す、身振り手振り、表情などを司る。

・魂（こん）……本能活動や無意識的活動を司る。魂は、肝に納まっている。人が死ぬと、魂はしばらくあたりを浮遊したあと、天に昇る。陽性の霊気。

・魄（はく）……人の死後、永く死体にとどまって離れず、死体が朽ちるとともに地に還る陰性の霊気のこと。肺に納まっている。

・意（い）………記憶や思考を司る。脾に納まっている。
・志（し）………強い思いや目的意識を意味する。腎に納まっている。

これらの気が集まって体と合体し、人間の命は作られていると考えている。気は命の源。気が存在し、魂が存在する。目に見えないものでも存在はしている。西洋の研究でも、人の魂はエーテル体、アストラル体など、いくつもの魂が重なってひとつの人格を形成しているとする説がある。呼び名は違っても、東洋の考え方と非常に似ている。

魂の存在は、認めた方が充実した生き方ができるようだ。考え方にも広がりが生まれ、死に対しても恐怖が少なくなる。別に特定の宗教に入る必要もない。ただ自分の中にしっかりとした死生観がなければ、今の生が活かされない。

本書は、霊がいる、いないを論じる本ではない。ただ太古の昔から人間は魂の存在を信じてきた。そうすることによって、どれだけ心が救われてきたか測りしれない。

WHOが認めた霊的健康

ＷＨＯ（世界保健機関）が、健康の定義づけを世界的に発表した。その中に驚くべきことが書かれてあった。

●ＷＨＯによる健康の定義

・身体的　・精神的　・社会的　・霊的

一番目から三番目まではわかるが、最後の霊的とはどういうことだろう？　世界保健機関が魂の存在を堂々と発表しているのだ。だがこの表現について過敏な反応をしているのは、むしろ日本だけかもしれない。ヨーロッパでは、国が資金を出して霊的研究をしているところもあるくらいだ。

一方日本は、第二次世界大戦以降、神国神話が崩れ、霊的なことを否定する考えが強くなっていった。だが考えてみれば、霊的なことは心の平安にとって不可欠なことだ。そう思っているからこそ、日本は宗教団体に税金面などの優遇をしている。

精神的健康だけではダメなのだ。霊的にも健康にならなくてはいけない。霊的健康、つまり魂の健康とは、頭で考える健康ではない。自然に触れたり、人とスキンシップしたりと、生きていることを実感できることが大切なのだ。

霊を信じる医者も多い

〝西洋医学の医者は、東洋医学を信じない。ましてや神霊も信じない〟いつしか我々の頭には、こんな固定観念ができ上がってはいないだろうか？　ところが実際は、東洋医学を研究している医者も多いし、霊を信じている医者も多い。

あるとき、私は駅のホームで、おもしろい話を聞いた。それは、六人の男女が電車を待ちながら話している会話だった。その六人は、話の内容からして医者と看護婦だと思われた。

「最近、病院内に霊が出るって話があるけど、どう思います？」

一人の三十代らしき女性が皆にこう尋ねた。すると四十代くらいの一人の男性がいった。

「いるよ。よく見るから」

私はこの言葉にビックリして、思わず聞き耳を立てた。すると別の三十代くらいの女性がこういった。

「私も見ました。先日、病院内で亡くなったはずのおばあさんが、誰もいないはずのベッドに座ってこっちを見てましたもん」

その話で、「やっぱり霊はいるよね」と皆がザワザワいい出した。そしてその中の男性がこういった。

「この間、診察室のイスに座っていたら、窓から友達の姿が見えた。そこは二階だよ。友達は宙に浮いていたことになる。その姿は一瞬で消えてね。そしたらその日の夜に、その友達が亡くなったって電話が入ったんだよ」

その後、皆が病室で霊を見たとか、廊下で見たとか、話が盛り上がっていた。

私は、こんな非科学的な話を当たり前のように話すこの六人が、とても頼もしく思えた。科学的なことも非科学的なことも、素直に受け入れる心が嬉しかった。考えてみれば、私の知り合いの医者、その家族、または医療関係に従事している人の、そのほとんどが同じように心の広い人々ばかりだ。霊のことも当たり前のように話す。

本来、日本人は昔から神仏、霊を大切にしてきた民族だ。それが、第二次世界大戦以降、神がかりな言動は慎しまれてきた。そして現代のカルト教団の出現と、日本は今や宗教や神霊を公に口にすることすら気まずくなってしまった。

ところが諸外国では違う。

「あなたの信じている宗教はなんですか?」

という問いに対して、日本人は次のような答えがノーマルだ。

「ありません」

しかし、こんな発言をすると人間性を疑う外国人が多い。なぜなら、宗教とは心の問題。宗教がないということは、心に神がいないということ。そんな人とはつき合えない。そう思うらしい。これはアメリカ人から聞いたことだ。

アメリカもカルト教団が多い。しかし国民の多くは、よい宗教と悪い宗教を見抜くしっかりとした目を持っている。だから自信を持って自分の宗教を語れる。

ところが日本人には、しっかりと本質を見抜く力が弱いようだ。誰かが右といえば皆が右へ。誰かが左といえば皆が左へ行く。皆と合わせて自分を主張しない国民性がある。だからなんでも有名な広告に騙されたり、ブランド品というだけですぐに飛びつく。自分自身で本質をしっかり見抜く力がない。本質を見抜くには、より多くの勉強と経験も必要になってくる。それさえしっかりやっていれば、自信を持って自分の考えを主張できる。

心理について

命理という宇宙の原理がわかった次には、人の心の問題について考えなくてはならない。心理とは、心を強くしてピュアに光輝くための理論である。

東洋では、〝気の思想〟というものがすべての中心にある。万物すべては気でできている。この目に見えない気だけの世界が、先に述べた〝空の世界〟であり、そこから宇宙という物質ができたにしても、宇宙も気で包まれていると考える。つまり、物質の源は〝気〟であり、〝気〟が存在したあとに物質が存在する。ということは、万物すべての源が〝気〟。石も、木も、動物も、植物も、海も、山も、青空も……あらゆる存在が〝気〟によって始まり、物質化したと考える。

「形あるもの、すべて壊れる」

その言葉通り、この世のすべてのものは壊れていく。そのとき、そこには〝気〟だけが残る。〝気〟はその後、空の世界へ帰るか、再び物質を構成する大本となる。〝気〟の正体は現代科学でも解明が進んでいるが、まだ明らかではない。ただ、最も〝気〟が出やすいとされる人間の手を様々な測定器で測ると、次のようなものが検出される。

・電磁波　・静電気　・光　・水蒸気　・遠赤外線　・熱　・その他

これらありとあらゆる目に見えないものが集まって〝気〟といえるのかもしれない。その〝気〟が始まりとなって宇宙、そして地球ができた。

これを人間の行動に置き換えると、例えば家を建てるときを考えてほしい。どんな家にしようか、どんな間取りにしようか、そう考えて空想し、イメージを固めていく時間が始まりであり、最も重要な作業である。しかし、この時点ではまだ形は存在しない。気の世界である。イメージが固まったら、今度は実際に設計図を描いて、材料を用意して、家を建てる。これが、物質の世界である。つまりどんなものも初めは〝気の世界〟が柱となっている。

地球が作られるとき、五つの物質の材料が用意された。これが五行説と呼ばれるものだ。

〝木・火・土・金・水〟

この世にあるものは、金属や土や海や木や火が中心となって構成されたというもの。そして、これらは相互に関係があるとされている。木に熱が加わると火がつく。燃えたあとの木は炭となり土に還る。土は長い年月で固くなり、ときには地殻の変動などで圧力が加わり、石や金属ができる。固くなった岩場から水が流れ、やがて川となる。その川の水は、木々を潤す。こうして木・火・土・金・水はひとつの円として回りゆく。

この五行論は、あらゆるものに当てはめられる。

・木は春。火は夏。土は土用（季節の変わり目）。金は秋。冬は水。
・木は東。火は南。土は中央。金は西。水は北。
・木は肝臓、胆のう。火は心臓、小腸。土は脾臓、胃。金は肺、大腸。水は腎臓、膀胱。

このように自然界や人間の体や性格や食べ物に至るまで、あらゆるものを五行に当てはめている。そして、この五行は互いに関係し合っている。すべては五行により成り立ち、力を与えたり奪ったりして関係し合っている。それを人間の心と体の関係で見てみよう。

・怒りすぎると肝臓や胆のうが弱くなる。
・笑いすぎると心臓や小腸が弱くなる。

・思い憂いすぎると脾臓や胃が弱くなる。
・悲しすぎると肺や大腸が弱くなる。
・恐れや驚きすぎると腎臓や膀胱が弱くなる。
・肝臓、胆のうが弱くなると、目、筋肉、爪が弱くなる。
・心臓、小腸が弱くなると、舌、血の流れ、顔色が悪くなる。
・脾臓、胃が弱くなると、唇、肌の色が悪くなる。
・肺、大腸が弱くなると、鼻、皮膚、体毛が弱く変化する。
・腎臓、膀胱が弱くなると、耳、骨、髪の毛が弱くなる。

これは東洋医学の代表的な考え方である。この考えは必ずしも現代医学と同一ではないが、一致する面も多々ある。現代医学では、肝臓が弱まると目の白い部分が黄色く変化する場合があることが知られているし、胃腸の疲れは唇や舌で判断することも多い。腎臓が弱まれば耳に腫れものができることもある。

また、東洋医学では腎臓は若さを保つ臓器とされてきた。ところがつい最近の医学研究でも腎臓は若さを保つ臓器であるという発表があった。老化に深く関わっているクロトー遺伝子というDNAが、腎臓に作用して若さを保っているというものだ。その事実を二千年以上も前の東洋人が、いったいどうして知ることができたのだろうか? 東洋医学は、まさに驚きと神秘に満ちている。

このように五行によりすべては構成されるという基本から、人の性格や運命まで五行により支配されると考えている。九星等の占いのベースになっているものがそれである。四緑木星、九紫火星、二黒土星、七赤金星、一白水星、生まれ年から五行に当てはめて、人々の性格や運命を予測する。これらの占いがすべてピッタリと当たるものではないが、ひとつの大きな傾向としてなんらかの自然支配を受けているのでは、と思わせる。

要するに、この宇宙イコール自然であり、人間もまた自然と同じ性質や運命を持って生きているという基本理念はおわかりいただけたと思う。

考えてみれば、人の心はよく自然と同じように表現される。

・あの人は太陽のような人だ
・心に雨が降る
・嵐のように怒る

・青空のようにすがすがしい

よく〝気持ちが輝いている〟と表現することがあるが、人体を光測定器で調べると、本当に体からの光量が増えているそうだ。体から出ている光は、気持ちや意志によって光量を増すという研究報告がある。

とにかく人の心を考えるとき、すべては自然とリンクさせて考えることが重要なのである。

「人生に迷ったり疲れたりしたら、自然を見なさい。自然と接しなさい。答えは自然の中にある」

そういっていた宗教家の先生がいた。まさにその通りだと思う。大自然に身をまかせて、ゆったりと、大きな心で生きることこそが東洋医学のいう心の安定につながる。

自然には、円と波がある。春夏秋冬と繰り返す円。いい天気と嵐の日という波。陰と陽という波が円として繰り返す。そしてすべてが関わり合って生きている。植物は植物のみでは生きられない。虫がいるから花は実を結ぶことができる。鳥は虫を食べるが、鳥のフンや死骸は土を肥やし植物を元気にする。すべては厳しい自然の中で関わり合って存在している。そのどれかひとつでも欠けるとバランスが崩れる。自然には共存共栄の形がしっかりとできている。

ところが人間社会はどうだろうか。人を押しのけて自分だけがいい思いをしようと必死な人々が多すぎる。社会自体も勝者のみを祝福しようとする傾向が強すぎる。自然界にある円と波の意味をよく考えないと、いつか心がズタズタになるだけだ。

一人勝ちなどありえない。すべての人々が共存し合ってこそ大自然と同じバランスが保てるのだ。時に嵐の日もある。台風ですべてが吹き飛ばされることもある。いい天気ばかりではない。しかし必ず、必ずよい日もやってくる。なぜなら自然界には、波が存在するからだ。勝つ日もあれば、負ける日もある。元気な昼間もあれば落ち込む夜もある。自分をほめてやりたいときもあれば、自分を消してしまいたいと思う日もある。

そうやって陰陽のバランスをとりながら生きるのが、自然の姿といえる。誰かが勝てば誰かが負ける。波の中でバランスが保たれながら人々は共存し合っている。そう考えると、人を押しのけたり、蹴落としたり、騙したりして自分だけ生き残ろうとするのは、自然に反した生き方といえる。その行為はいつか自分に返ってくる。円として回り回って自分に突き刺さる。

よいことをすればよいことが返ってくる。悪いことをすれば悪いことが返ってくる。これは本当の話だ。ただ、人間の考えるようなスパンではない。長いスパンで巡ってくる。だからそうは思えない人々もいる。今回生きている間でなくても、来世で必ずそれは返ってくる。それが東洋思想の根本である。

このように自然と一体となって生きる。それが心身を健康に保つポイントとなる。

病いは気から

病いは本当に〝気〟からの部分が多い。遺伝病やウイルスや伝染病などはそうではないが、その他の病気の多くは気によって生じるといっても過言ではないかもしれない。胃潰瘍や十二指腸潰瘍の原因で最も考えられるのが、ストレスである。また、過敏性大腸症候群も、心によって大きく左右するといわれている。

気が落ち込むと、免疫力が低下することも研究によって証明されている。逆に、気分がよく、いつも笑っていると免疫力が上がるという報告もある。また、気が直接的な原因とはならないまでも、引き金となって病気になるケースも少なくない。気分が落ち込み、それによって食欲がなくなって体力を落としたり、逆に暴飲暴食で胃腸や肝臓を壊すこともある。ショックなことが起きて、心臓病になってしまった人もいる。心や気持ち、つまり〝人間の気〟は、健康を支える重要な柱といえる。

東洋医学では、先天の気、後天の気という二つの気から人間はできていると考える。先天の気とは、両親から受け継いだ気である。肉体の源となっている気、そして受け継いだ性格という気質。つまり、肉体を授かったときに、気も授かったと考える。そして後天の気。これは、生まれたあとに得る気である。その多くは食べ物から得られると考える。また、呼吸によっても得ることができる。その他、影響を受けた人々からも気を得ることができる。

そう考えると、気は単に気持ちの〝気〟だけではない。心と体に影響を与えるすべてのものに〝気の理論〟が必要となってくる。心の気は、考え方や行動を変えることによって高まる。体の気は、食事内容を変えたり、運動することによって高まる。そして心と体の両方の気を高めるために必要なのが、〝呼吸法〟ということになる。

東洋医学の基本呼吸は、腹式呼吸である。腹式呼吸をすることにより、おなかが柔らかくなる。内臓の動きもよくなり体が健康になる。おなかが柔らかくなることによって、心も柔らかくなり、考え方が大きくなる。

東洋には、おなかと心の関係を表した言葉が実に多い。腹を割って話す。腹黒い人。腹から笑う。腹にためる。腹にすえかねる。腹を立てる。事実、ストレスやイライラは、おなかを固くする。その固いおなかをほぐすと、ストレスも和らぐものだ。

そんなことで、東洋医学では呼吸法とおなかの固さを最も重視している。

死を間近にして思うこと

私は今までに何度か「もう死ぬんじゃないか」と思ったことがある。あるときは、苦労のしすぎで心も体もボロボロになり、衰弱しきって倒れたとき。またあるときは、東洋医学研究に四千万円以上を投じ、借金返済に寝る時間も休日もなく働き続けたとき。そんな生活が三年近く続き、さすがに疲れ果てて過労で二回、救急車で運ばれた。もうダメだ。もう生きていけない。そんな苦しみの中で、本当に死を考えたとき、私の心の中に今までに味わったことのない大きな感情が湧いてきた。

「あぁ、自分は今、生きているんだ。こうして呼吸をし、ここに生きている。生きているって素晴らしい。生きているってなんていう奇跡だろう。生まれてきて本当によかったぁ」

私はそのとき自分を生んでくれ育ててくれた両親に心から感謝した。こんな感情は、自分でも驚きだった。生きていることを心から喜べた。幸せだった。

そう考えたら、少し生きる力が湧いてきた。そしてまた前を向いて生きることにした。状況は変わらなくても、自分の心に強さが芽生えた。死は自ら決めなくても、いつか自然の法則によって訪れる。それまでじっくり生きていこうと思った。

また、私は過労で倒れても、病院の検査で異常ありといわれたことは一度もない。私のやっている健康法は、体が元気になり、無理が利くようになる。それだけに過労には注意が必要だと思った。

死別をどう捉えるか

不幸にして若くして亡くなる人々も多い。若くして亡くなる原因としては、病気、自殺、事故などが挙げられる。死を目前にした多くの人は、死への恐怖とこの世への未練とで頭がいっぱいになる。しかし、私は死を目前にした人々のことは、そう心配していない。なぜなら、死に直面した人々は、とても大きなものを学ぶからだ。しかも死にゆく人々は、悟りともいえる何かをつかんで死んでいくことが多い。

「死は終わりではなく、旅立ちである」

そんな意味の言葉を残し、納得して死にゆくことが少なくないのだ。恐らく死の淵で何かを見て、何かを悟ったのだろう。死はまさに終わりではなく、次なるステップだ。すべては限りなく続いていく。そう悟るようだ。最後まで死を恐れて死んだ人でも、死後の世界は想像以上に素晴らしいところらしく、今度は再度生まれてくることを嫌がるらしい。それくらい天国は幸せに満ちていると東洋思想は考える。

私が心配なのは、むしろ残された人々のことだ。残された人々の心の苦しみ、生活の苦しみ、そして体を壊しての病気の苦しみ……。その苦しみは、味わったものにしか決してわからない。気が狂ってしまった方がどんなに楽か。毎日々々、苦しみは消えることがない。そんな残された人々が、一日でも早く立ち直る方法はないものだろうか。

まずひとつは、死にゆく人は天国でとても幸せだということを深く理解すべきである。東洋医学、東洋思想、または仏教、神道に至るまで、東洋の知恵で最も素晴らしい考え方は、死後の世界を確信していることである。とにかく死にゆく人々は、皆とても幸せであるのに、残された人々がいつまでも悲しんでいては、天国の人々も心苦しいばかりなのだ。その事実を知れば、いつまでも悲しんでいてはよくないということに気づくだろう。

次に、この苦しみはきっと意味のあることだと思うべきだ。魂を強くするための修行であったり、因縁の刈り取りであったりすることが多い。いずれにしても、この世で起こるすべての現象は、あなたのためにプラスにできるはずである。亡き人とは、いずれまたすぐに会える。自分もいつか必ず死ぬのだから。今は、現実を現実として受け止め、この苦しみを自分の魂の修行にしていくべきだ。

最愛の人の死は、魂を強くし、同じことで苦しんでいる人々への優しさを深く持てるようになり、自らの心を清らかにしてくれる。この人生最大の苦しみを乗り越えたとき、人はものすごく変わる。人生観も性格も変わる。もちろんよい方向へと変わる。

最初は、「この苦しみは一生消えない」と思う。それくらい毎日苦しみは続く。しかし、二年くらいすると少し忘れるときがくる。そして五年くらいすると、丸一日苦しみのない日が訪れる。そうやって少しずつ心が落ち着く。そして死に対して納得できる日がくる。

この世は波である。苦しみも幸せも、そう永遠に続くものではない。いつかきっと、納得できる日が訪れる。

世界一の自殺国

世界一を誇る長寿国である日本。しかし、その一方では、世界一、二を争う自殺国でもある。とにかく日本人は、自殺に走りやすい国民である。その年齢を見ても、若い十代から高齢の六十代以上まで、幅広い年齢層で自殺者が多い。いったいなぜだろうか。

日本には昔から、切腹というしきたりがある。何か失敗すると、死んでお詫びをしてきた歴史がある。その遺伝情報が、今の人々にインプットされているのかもしれない。切腹のしきたりが、未だに人々の意識や文化の中に生きているのかもしれない。

大きな借金を抱えると、死亡保険金で返済しようとして自殺する。この行為が、諸外国の人々には理解できないそうだ。命の重さがお金の重さより軽いことに、驚くのだそうだ。死をもって借金を返そうとする心は、ある意味、ものすごい責任感の現れである。死を以て責任を果たそうとしているのだから。しかし、何かが違う。

命よりもお金の方が価値が重いなんて、どこか間違っている。お金は、あくまでマネーゲームの対象である。ゲームで負けたからといって、命まで取るようなゲームがあっていいのだろうか。ゲームは、勝つときもあれば負けるときもある。負けをバネにして、再び勝つことだってあるのだ。

今の日本人は、人徳よりも損得を重んじる国民になりつつある。諸外国の人々に〝エコノミック・アニマル〟と呼ばれ続け、金の亡者といわれ続けても、まだ気づこうとしない日本人が多すぎる。人徳は、不動のものである。損得ばかりに心を動かされていると、いつしか自分を見失い、ボロボロになってしまう。損得は、無限地獄の始まり。

それから、損得に囚われて人生を見ると、楽しいのは若いうちと、お金を持っているときだけ、ということになる。購買意欲もあって文化を盛り上げているのは若い人々が中心である。三十代、四十代となると、人生の楽しさが急になくなって、残るのは家族を養っていく責任や家のローン。山積みになる仕事。責任と義務だけに押しつぶされて自殺する三十代や四十代が増えている。

また、金のない老人は相手にもされない世の中になりつつある。年老いた人は、その昔、宝として扱われて大切にされてきた。人生の大先輩である。いろいろな経験もしているし、人徳もある。なのに、今は老人が無用な存在として扱われつつある。これでは六十代の自殺が多いのも頷ける。損得ばかりが先立つと、得にならない人々は無用となってしまう。本当は、無用な人など誰一人いないのに。

原始人、ネアンデルタール人の調査を進めて、驚くべきことが発見されている。それは、ケガをした人、年老いた人などを、皆が助け合って生活しているのだ。食べ物が収獲されれば働けない者に分け与え、支えて生活していた痕跡がある。死者は大切に葬られ、死体は美しい花で囲まれていた。原始人ですら持っていた愛徳の精神を、現代の日本人が忘れてしまいつつある。

日本には、世界でも上位の預貯金額があるそうだ。一人ひとりが世界でも上位のお金持ちということになる。しかも、日本はそれこそ世界一、二を争うGNPを誇っている。なのに、日本人のどれだけの人が、〝自分は世界一幸せだ〟と実感して生活しているだろうか。現実には、日々の生活に追われ、日々苦しみの中に生きている。

日本人の貯蓄額が多いというのは、不安だからだ。誰も自分を助けてくれない、自分しか信じるものはない、そんな思いが世界一強いという現れではないか。しかも、多くの預貯金がある人を私はほとんど知らない。私のまわりには、日々の暮らしに追われている人々がほとんどだ。預貯金の平均は世界でもトップクラスかもしれないが、それはあくまで平均であって、貧しい人々もまだまだたくさんいる。

お金はあっても、心はいつまでも貧しい日本人。それを救う方法は、やはり人徳を身につけることしかない。そうでなければ、日本人はいつまでも経っても、世界の人々から尊敬されることはない。人徳の教育、それを実践するコミュニケーションの教育。それらを日本人一人ひとりが早く気づき、次の世代に伝えていくことが、人々の心の幸せにつながり、自殺率の低下につながると思う。

日本は、世界一の長寿国である。自殺率が低下したら、どれだけ平均寿命が伸びるだろうか。それこそ、世界ダントツの長寿国となるだろう。

世界一の長寿国

世界で最も長生きをしている国民は、日本人である。男性約七十七歳、女性約八十四歳。データには毎年多少の変動はあるが、常に長寿国上位をキープしている日本人。どうしてこんなに長生きができるのだろうか。私は、次の点にあると考えている。

①和食中心のヘルシーな食生活

なんといっても和食は、理想的な食事である。長寿には欠かせない。

②温泉が豊富

北海道から九州、沖縄まで、これほど豊かな温泉入浴が楽しめる国が他にあるだろうか。

温泉の成分は健康にも役立ち、温熱効果で血行もよくなる。

③温暖な気候

一年を通して、過ごしやすい地方が多い。四季がはっきりしている点も、体への刺激になって、よいらしい。

日本の中でも、四国、九州、沖縄といった南国に長寿な人々が多いという。なぜだろうか？　暖かいと体のエネルギー消費が少なくてすむ。基礎代謝といって、何もしなくても生命維持のために使われるエネルギーは、暖かいと少なくてすむのだ。私は、このことが長寿に関係していると思う。ましてや暖かいので、自然と血行もよくなっている。その他、寒い地方の人はお風呂に入浴する際、脱衣所が寒すぎて死亡するケースが少なくない。また、暖かいと頭がボーッとするため、細かいことにクヨクヨしなくなるという説もある。

それから南国は緑が豊富で、人の心も大らかになる。常に自然に接して、心も体もリラックスしているのだろう。また、地方へ行くとまだまだ心温かい人が多く、ご近所づき合いもある。人との交流も長寿には必要だと思う。

特に沖縄では、老人が大切にされている。老いてますます人々に必要とされているのだ。

このことは、大きな生きがいにつながっている。

病気をプラスにする

病気になるのは誰だって嫌なものだ。だが、老い、病い、死は、生きる者にとって避けられない現実ともいえる。どうせ人は老いる。生きていれば病気にもなる。人はどんな人だって必ず死ぬ。これは自然の摂理だ。ならば、明るく受け入れた方がいいのではないだろうか。

仏教の教えの中に、三人の天使の話がある。ある男が悪いことばかりして地獄へ堕ちた。そこで閻魔大王が男に聞いた。

「おまえはどうして生きているときに悪いことばかりしてきたんだ?」

男はいった。

「それは、私の人生が不幸だったせいです。不幸ばかりで生きているのが嫌になり、悪いことばかりしました。私が悪いのではなく、運命が悪い。社会が悪いのです」

それを聞いた閻魔大王はこういった。

「おまえは、不幸な人を救う三人の天使に、生きているとき出会わなかったのか？」

「そんな人には出会いません。もし出会っていたら私の人生も変わっていたでしょう」

男は残念そうにそういった。すると閻魔大王はこう尋ねた。

「おまえは生きているとき、年老いて腰を曲げ、杖にすがってよぼよぼしている人を見なかったか？」

「はい、大勢見ました」

「おまえは生きているとき、病いにかかり一人で寝起きもできず、見るも哀れにやつれた人を見なかったか？」

「はい、そういう病人ならいくらでも見ました」

「おまえは生きているとき、死にゆく人を見なかったか？」

「はい、死にゆく人もたくさん見てきました」

男がこう答えると、閻魔大王は目を見開いてこういった。

「それが地上に送り込んだ三人の天使なんだよ‼　おまえはなぜこれら三人の天使に会い

ながら、思いを改めようとはしなかったのか!!」

私はこの話を聞いたとき、深い感銘を憶えた。老人、病人、死にゆく人こそ天が送り込んだ天使。つまり、それらの人々を見た人に愛の心やいたわりの心が芽生え、苦しい人を少しでも救いたいという行動になる。それによって、いつしか自分の心も清らかになり救われる。まさにその通りだ。

そう考えると、この世の中にはなんと天使の多いことか。もし今、病気に苦しんでいるあなたなら、そんなに苦しまなくていい。だってあなたは天から立派なお役目をいただいた天使なのだから。人は人を助け、人に助けられ、人に関わって生きている。ときに弱く、助けられるときもあるからこそ、次に元気になったとき助けてほしい人の心がわかる。持ちつ持たれつで人は生きているものだ。弱い人がいるから、助けてあげることができる。そこに愛や感動が生まれる。だから、病気になったからといって悔やむことはない。天からの使命なのだから。

それからもうひとつ。病気には学ぶべきものがたくさんある。とにかく自己反省のよい機会だ。病気になるには、ある程度の原因がある。生活の乱れや食事の乱れ、心の乱れやこだわり……。様々な要因が考えられる。だから、それをひとつひとつ見つめ直すいいチャンスといえる。病気になって、一段も二段も魂のレベルが上がる人がいる。病気は、まさによき修行だ。

よくいわれる病気についての話に、次のようなものがある。

「あなたは今まで、病気が好む生活や心遣いをしてきた。だから病気になった今、今度は逆に病気が嫌いな生活や心遣いをすればいい」

病気が好きな生活とは、不摂生、偏食、過度なストレス、イライラ、睡眠不足、怒り、こだわり、運動不足など。病気が嫌いな生活とは、規則正しい生活、和食中心のバランスの取れた食事、リラックス、充分な睡眠、人を許す心、適度な運動など。要するに、心と体を上手に使えば、病気はそこにいれなくなる。そんな生活と心遣いへの自己反省をするよいチャンスが、病気なのだといえる。

ここにこんな言葉がある。

「病気なったら病気を治すな。病気になった己を治せ。貧乏になったら貧乏を治すな。貧乏になった己を治せ」

体の不自由な子供

体が不自由で生まれてくる子供たちがいる。知的障害を持って生まれてくる子供たちもいる。彼らの両親は、子供たちに申し訳なく思うそうだ。五体満足に生んであげられなくてごめんねと。森永ヒ素ミルク事件でも、母親たちは生まれてきた手足の不自由な子供たちを見て、自分を責めたという。自分がヒ素ミルクを飲ませたばっかりに、と。

しかし東洋思想では、体が不自由という運命をあらかじめ持った魂が、一番自分のことを世話してくれそうな両親のもとを選んで生まれてくると考える。体が不自由という大きなハンデをあえて持って生まれる。自らの魂をさらに強くするために。そして最も心優しき立派な両親を選んで生まれてくる。なのに両親は自分たちを責める。しかし、そんな必要はないのだ。最も愛の深い、責任感のある両親なのだから。

また、障害児を持った兄弟たちは、子供のうちから実に世話好きで愛情の深い子供に育つ。このお兄ちゃん、本当に八歳？　それくらい感心する。それに知的障害の子供たちも、魂は本当に純真である。〝もしかしてこの子たちは、一生この世の汚ない部分を見なくてすむように、あえてこのハンデを背負っているのでは〟と思ってしまうくらいだ。まさに純真無垢のままだ。

すべては大きな意味があってそうなっている。それは決して不幸ではない。むしろ本当の意味で大きな幸福なのかもしれない。

大事故で悟りを開く

あるリハビリの先生から聞いた話だ。

「十七歳、十八歳という若者が、バイク事故で病院に運ばれるケースが多い。そしてその中でも運悪く下半身不随や全身不随になってしまうケースも少なくない。彼らは、自分の運命を呪い、苦しみ続ける。しばらくは、ドン底から立ち直れない」

それはそうだろう。大人だって下半身が一生動かないとなれば、ドン底になる。

「だけどドン底は、本当にドン底を味わった方がいいみたいだ。中途半端に立ち直った人は再び折れるのも早いが、ドン底を見た人は強い。あとは登るしかないと知るからだ」

泣くときは泣きたいだけ、涙枯れるまで泣け……そういうことなのだろう。

「半身不随という不幸な境遇でドン底を味わう。その経験をした人たちは、顔つきや考え方がまったく変わる。ある意味、悟りを開いたような心境になるようだ。私はリハビリを手伝いながら、これが十七歳の人間が考えることかと感心させられることばかりだ」

つまり、大人になるということは、年を重ねるということではなく、いかに苦しい思いをしたか、ということだ。その三十代後半のリハビリの先生はしきりに、

「彼らにはかなわない。彼らはすごい」

といっていた。

ハンデを背負う人は、それだけ魂が強くなる。恐らくその経験をしない人には想像もしえない苦しみを背負って生きていくことになるだろう。それだけ、その経験をしない人には持つことのできない魂の強さと心の優しさを身につけていくことになる。

幸も不幸も考え方ひとつ

ある苦難が目の前に現れたとき、あなたならどう思うだろうか。

「どうしていつも自分ばっかりこんな目に遭うのか。ついてない!!」

「つらい。逃げよう」

「これは魂を強くするいい経験だ」

「チキショー、グレてやる!!」

様々な思いが現れるだろう。

苦難という現象は変わらないが、捉え方がこんなにも違う。同じ苦難を味わったのに、ある人はそれによって非行に走り、ある人はそれをプラスに変える。考え方ひとつで、その後の人生も大きく変わってくる。そう考えると、この世に自分のためにならない苦難や不幸は、ほとんどないのではないだろうか？

どんなことにもマイナスがあれば、プラスもある。雨降って地固まる。不幸によって悪人になるのも、善人になるのもあなた次第、心ひとつなのである。

グチも必要

私は若い頃、サラリーマンをやっていた。電気配線設備の設計と営業である。そのとき〝サラリーマンはグチっぽいなぁ〟といつも思っていた。というのも、サラリーマンの多くは、会社が終われば飲みに行き、そこでいつも上司や会社の悪口をいってばかりいたからだ。

私はその上司のグチを聞きながら、いつも思っていた。

「なんでサラリーマンはこんなにグチっぽい人が多いんだ？　そんな暇があったら、問題解決のために計画を立てて、明日行動に移せばいいじゃないか。グダグダ飲んでいる暇はないぞ‼」

私のいっていることは正論だ。だが、いつしかこの正論だけではダメだと思えてきた。

「この人たちは、グチをいっている。ただそれだけ。状況を変えようという強い思いはない。ただグチをいっている。それだけで満足して、心が落ち着いている。それでいいのだ」

グチは心のバランスを取るための吐け口。それで心と体の平安を保っている。グチを聞く方はたまったもんじゃないが、本気にならずただハイハイと聞いているだけでいい。それですべてが丸く収まることも多いのだ。

気づきの人々

私は、ある口グセを、よくまったく別の人から聞くことがある。それは、

「これにはきっと何か意味がある」

という言葉だ。

最初はそう気にならなかったが、あらためて気にしてみると、この言葉を何気なく使っている人がけっこういる。私はこの言葉を使う人々を、〝気づきの人〟と呼んでいる。

何か悪いことが起きても、何か予期せぬことが起きても、〝これにはきっと意味がある〟と捉えている人々。その心理の奥には、次のことがある。

・現象はすべて、何か目に見えぬもので支配され、人間はそれによって勉強させられている。

・すべてをプラス思考で受け止めよう。

つまり、気づきの人とは究極のプラス思考人間ということだ。世の中の人が皆気づきの人になれば、病気も悪事も皆消えていくかもしれない。バイオセラピーの理念にも、この考え方は取り入れられている。

〝すべてのことには意味がある〟

循環理論

よく西洋思想は一方向、東洋思想は円で表されることがある。つまり、西洋は始点と方向がハッキリしている。起承転結、自分と相手、勝ちと負け、損と得。物事が常に基準で始まり、どこかへ向かい、何かで評価される。とても科学的といえる。

一方、東洋思想は常にくり返して回っている。始まりや終わりという切れ間がなく、それらはひとつの波として捉えられる。物事は波を形作り、一見変化しているように見えるが、それは小さな一場面にすぎない。やがてすべては、小さな波を描きながら大きな円を描いていく。

わかりやすくいえば、やったことは自分に返ってくる。すべては大いなる循環によってくり返されるということだ。人を陥れれば自分に返ってくる。目先の損得ばかり考えて環境を破壊し続ければ、いつしか自分たちの住むところさえなくなってしまう。すべてはやがて自分に返ってくるのだ。

だから東洋では、まず相手を考える。自分が幸せになりたかったら、まず相手の幸せを考えなさい。自分が何かを得たかったら、まず相手に何かを与えなさい。自分のまわりのものから潤していけば、いつしか自分も潤される。これこそ、真の幸福論である。

自分の幸せしか考えないで皆が行動したら、いつしか皆、心の貧しい人になっていく。まず自分がまわりに何を与えられるのか。それから考えることが、人生において一生の宝となる。

人間万事塞翁が馬

人生の禍福は、転々として決めつけることはできないという意味。

昔、中国北部の塞のそばに住んでいた老人の馬が逃げてしまった。村人は老人に「ついてないなぁ」といった。しかし老人は「まだわからんよ」といった。

数日後、老人の馬は駿馬を連れて帰ってきた。村人は「ついてるなぁ」といった。しかし老人は「まだわからんよ」といった。

その駿馬に老人の息子が乗っていると、馬から落ち、足の骨を折る大ケガをした。村人は「ついてないなぁ」といった。しかし老人は「まだわからんよ」といった。

しばらくして国に戦争が起きた。村の若者たちは皆、兵役にとられたが、老人の息子だけは骨折していたため兵役を免れたという話。

とにかく、幸か不幸かは、そのひとつだけ見てはわからないということだ。私の知人の友人がスキーに出かけたときに同じようなことがあった。スキー初日に転倒し、足を骨折。

病院で検査中に、他に重大な内臓疾患が発見された。それはほおっておくと命に関わるほどの疾患だった。幸い発見が早かったため、命は助かったという。

一見不幸に思えても、結局は幸福へつながっているということは、よくある話なのだ。

幸せとは何か

人の幸福とは、いったいなんだろうか。

幸福を感じることは、人によって違うだろう。だが、これだけはハッキリいえる。幸せは、得るものではなく、感じるものだ。何かを得たから幸福になるのではなく、何かを得たことに充足感を感じるから幸せなのだ。その幸せの感じ方は、人によってかなり違う。小さな幸せで大きな幸せを感じられる人もいれば、大きな幸せにも幸せを感じられない人もいる。物が満たされ、欲が満たされれば幸せかというとそうでもないのだ。

欲しい物を手にしたとたん、幸せ感がどこかへいってしまうこともある。むしろ、目標に向かって努力しているときの方が、けっこう幸せだったりする。私は、私なりの経験の中でひとつの結論を得た。それは〝人間は、何かに向かって努力している過程が、最高の幸せである。結果よりも、その過程に大きな意味がある〟ということだ。壁にぶち当たっても、暗中模索していても、そのとき、その瞬間、自分の可能な限りの能力をぶつけているときこそが、最高に充実感を得られるときなのだ。釈迦も同じようなことをいっているのをあとに知って、ビックリしたことがある。渦中のそのときは、そうは思わないかもしれない。しかし日々が過ぎ、思い起こしてみると、結果ではなく過程に充実感を感じるものだ。だから私は、結果よりその過程こそ重要であると思うのだ。

幸せになるための五つの法則

①比較法

自分は、あの人より幸せ。あれよりはまだいい。そうしてまわりと比較する。自分の現在の位置を確認して安心する。

②実感法

深呼吸をして気持ちよさを実感する。おいしいものを食べて幸せを実感する。

友人と話をして楽しさを共有する。

ごく平凡なことに幸せを感じる。

③内観法

世の中ではなく、自分自身の体の働きに心を向ける。

血は流れ、呼吸は繰り返し、手は動き、目は見える。

自身の体の中に脈々と伝わってくる生きる力を知れば、幸せが満ちてくる。

自然の驚異、人間の計りしれない自然の英知に触れる。

それらを感じている自分そのものに幸せを感じる。

④感謝法

過去にあった幸運なことをひとつひとつ思い出す。

ここまでこれたということは、いかに多くの幸運が積み重なってきたのかをよく考えてみる。

そうすれば、不幸中の幸いにも感謝できる。

人間は、何かに感謝しているときが最も幸せである。
⑤超越法
感情やこの世の現象、すべてから超越して幸せになる。
こだわりを捨て、楽になる。
いくらまわりが暗くても、心は光に包まれる。
状況が悪くても、潜在意識だけは幸せを感じている。
幸も不幸も、すべてひとつの流れとして観る。

願理について

命理、心理と、宇宙の法則を受け入れた生き方、考え方を示してきた。今度は、よりよい生き方を送るための手段についてお話ししたい。

人間には様々な欲求や希望がある。道徳的に許されない行為は別として、人々は希望を叶えるために努力して生きていることは事実だ。自分の思いを叶えるために人は努力し、生きている。もちろん、健康になりたい、病気を治したいというのも立派な希望である。しかし、この希望を叶えることについて、正しい理解がないと苦しむだけになってしまう。人は目的があるから生きていけるが、逆に目的があるから苦しいという面もあるからだ。希望は持つが、希望にこだわらない。成功したいという願望は持つが、それだけに囚われない。そんなバランスが重要だ。

そこで、正しい目的の持ち方と正しい叶え方を知っておくことが必要だ。それを私は〝願理〟と呼んでいる。願理は、結果もそうだが、それよりも努力の過程を大切に考えたものである。その過程の中で人間的成長があることを真の成功と考えている。

まず、目的を持つ場合、これは善のものか、悪のものか、という判断は大切である。京セラの稲盛会長も、

「仕事を始める前に、これは善なりきかと深く考える」

といっていた。つまり、あらゆる角度から見て、客観的に考えて、できるだけ善の要素を持った目的である必要がある。なぜなら、目的を叶えるまでには数々の壁が現れる。その壁に挫折しないためにも、正しい判断をするためにも、また多くの人々の協力を得るため

にも、善きことから出発した目的である必要があるのだ。

では、何を以て善とするかという基本的な判断は、どこでつけるべきだろうか。それは道徳観であり、自然観であると思う。自然の営みはすべて継続である。すべては巡り巡って共存共栄の形をとっている。人を助ければ自分が助かる。まわりが滅びれば自分もやがて滅びる。この自然観や道徳観が、この地球という自然の中で生きる我々には不可欠なことといえる。

次に時期についての考えが重要だ。物事には順序があり、時期がある。まず動機があり、空想があり、下準備があり、行動があり、壁があり、行動修正があり、結果がある。動機即結果とはならない。それが今のスピード時代では、答えをすぐに求めたがる。だから無理が生じ、ストレス社会となる。

野菜作りでも、種をまいていきなり実はできない。一カ月、二カ月かかって葉が増え、花が咲き、実を結ぶ。実を食べることは最終目的かもしれないが、もっと重要なことは、植物の成長過程にある。水をやり、肥料をやり、雨風に倒れないように補強をし、その成長に応じた対策を立てていく。むしろ、そこにこそ重要な要素がある。

結果よりプロセスである。それが今の時代は、結果がすべてになりつつある。これでは心が行き詰まる。成功は、地位や学歴や名誉ではない。規模の大小、お金の多い少ないでもない。

「成功とは結果ではなく、壁に向かって愛と知恵と力を使って努力している姿である」

成功はそのプロセスにあると。それによって目的が達せられればさらなる喜びであるし、達せられなくてもそれは自己反省と次なる目標への力となる。もし結果に大切なものがあるとしたら、「人間的にどう成長したか」という点だけだ。

つまり結果イコール終わりではない。結果イコール次への始まりなのだ。だから結果にそんな大きな意味を持たせること自体、苦しみの始まりなのである。

過程にこそ意味がある。過程には時間がかかる。その時間と時期をじっくり考慮して行動することが、自然に反しない行動といえる。

「成功はスピードである」

そういう人もいる。それも間違いではない。でも、こういう人もいる。

「成功は早さではない。要するに自分にはできるという確信をずっと持ち続けることだ」

病気を治したいという希望も同じだ。焦らず、結果ばかりに目をやらず、日々の過程に学ぶものや充実感を感じていく。病気をプラスに考えて受け入れたとき、結果もよい方向へと向かう。

では目的を達成させるために具体的に必要なことをお話ししよう。

それは常に客観と主観を繰り返せ、ということだ。自分はこうしたい、でも他人はそれをどう思うか。その二方向から考えをまとめていく必要がある。その客観的考えも入れて、細かく計画を立て、細かく行動する。イメージだけでは前へ進まない。とにかく行動を起こせば先が見えてくる。そして時期を見ながら、ここぞというときに一点集中して努力する。気を抜くときと気を入れるときの波を考えて行動する。

目標は、大きいものから小さいものまで細かく立て、小さいものが達成されたら大喜びをして自分をほめてあげる。成功の喜びを実感し、成功グセをつける。成功は結果ではないので再び次の目標へ進む。このくり返しが必要だ。よく〝継続は力なり〟というが、今いったようなプロセスを繰り返してこそ、本当の力となる。

以上、簡単にまとめさせていただいたが、心、気、体の中の〝心〟の中心となる考え、命理、心理、願理についておわかりいただけたと思う。

ビジネスにおいての成功法

願理について、もう少し詳しく紹介したい。

これは、私がいつも企業での講演等でお話しさせていただいている内容をまとめたものだ。企業向け能力開発セミナーを受けられる方々の多くは、ビジネスマンである。そのために、ビジネスでの成功に、気をどう生かすかについても述べている。

私は今まで数多くの職業を経験してきた。その多くの経験の中で成功の共通点を得た。〝その経験をぜひウチの会社で活かしてほしい〟という企業も数社あり、企業相談役や経営コンサルタントとしての仕事もしていた。現在も多少ではあるが続けている。

また、個人的に自己実現法を学びたいという人もいて、潜在能力開発セミナーも行っている。受講された方は、就職やビジネスに大きく役立ったと報告してくれている。もちろん東洋医学セミナーも様々なところで開催し、健康法の知識を広めている。

◎企業での講演先一例

セイコー、三越デパート、ＤＤＩポケット電話、ライオンズクラブ、ランチェスター協会、その他病院や薬剤師研究会など。

◎私の仕事経験一例

新聞配達、カーペット張り、鉄筋工、喫茶店ウエイター、料理人、カバンデザイナー、電気設備設計、営業マン、マンガ家、イラストレーター、グラフィックデザイナー、作家、出版編集会社経営、占い師、劇団ひまわり劇団員、経営コンサルタント、企業相談役、ソニーの潜在能力研究への協力、セミナー講師（東洋医学健康法や能力開発など）、東洋医学施術家など。

私は仕事を多種経験したが、どれも中途半端なものでなく、一人前になるまで自分に納得がいくまで続けた。また、同時期に二つや三つの仕事を抱えることは当たり前だった。その間、一度となくやめることなく続けてきたのが、東洋医学施術家である。二十歳前後から気功に興味を持ち、独自に作り出した方法で施術を行ってきた。今では施術院を構えているが、当時はほとんど往診専門だった。まさに継続は力なり。コツコツやっていれば、いずれその仕事は大きく根を降ろす。

また、私はマンガ家になろうと決めてデビューするまで、実に七年間もの努力を続けた。人は皆、三の努力であきらめるが、百の努力をすれば、きっと道は開かれる。

才能がすべてではない

才能は確かに必要だ。才能が人より秀でていれば、人より苦労しなくても早く上へ行ける。私の場合を考えてみれば、美術に才能があったと思う。子供のころから、図工や美術はいつも満点に近い成績だった。美術では、全国レベルの大きなコンクールで入賞を何度も果たした。書道では、硬筆コンクールで銀賞をとったこともあった。

だが、今となってはそれがいけなかった。才能があるがゆえに、生意気になり、絵もメチャクチャに崩した適当な絵しか描かなくなったし、字も汚ない字しか書かなくなった。努力しなくても手に入るものは、やる気が薄れていくものなのだ。

才能はそれはあった方がいいが、もしあまりなくても嘆くことはない。むしろ才能よりやる気や努力が重要だ。音楽でも美術でもなんでも、才能よりやる気のある人の方が、最後には大成するものだ。

なぜ才能よりやる気なのか？　それは人の心の気と大きく関係してくる。才能は素晴らしいセンスという感動を、まわりの人に与えてくれる。しかし、いつしかそれがプライドやうぬぼれに変わり、人にはその〝気〟が伝わるようになる。一方、才能のないやる気は初めはドン臭い。しかし、その情熱はいつしか感動に変わり、〝心の気〟として人々に伝わり、まわりの人々の応援を得られるようになる。最後は才能より情熱に、人々は引かれるものなのだ。

ここにエディット・ピアフの例を紹介しよう。彼女は、フランスが生んだ世界的シャンソン歌手として名を馳せた人物である。しかしながら、彼女は若いころシャンソン歌手のオーディションを何度も落ちている。

「君は才能がないからやめた方がいい」

そうはっきり関係者にも宣告された。しかし彼女は、あきらめなかった。継続は力なり。数年後、やっとの思いで、シャンソン歌手としてデビューすることができた。

彼女の声は決して美声とはいえず、才能もある方ではなかった。しかし、彼女には〝心の気〟を伝える何かがあったという。彼女の歌は、聞く人の心に染みた。彼女の歌で涙する人が、ほとんどだった。その感動が広がり、彼女の名は世界中へと広がった。才能も大切だが、それよりももっと大切なもの、それが心の気であり、やる気である。

ピアフには、こんな伝説的な言葉が残っている。

「彼女の歌には心があった。たとえ彼女が電話帳の中の住所と名前、電話番号を歌詞としてメロディに乗せて歌ったとしても、人々は涙を流しただろう」

いかに彼女が、言葉ではなく〝心の気〟を送る人物だったかを物語る逸話である。

運の悪い経営者

運のいい経営者もいれば、運の悪い経営者もいる。運とは、努力次第でつく場合も多い。運のいい経営者とは、もちろん〝気〟の出し方がうまい経営者だ。まったく気功経験がなくても、自らの〝気〟をうまく発し、うまく利用している。その逆に、運の悪い経営者とは〝気〟の出し方を知らない経営者だ。
ちなみに、こんなビジネスのやり方をしている。
・自分は働こうとせず、従業員にすべてをやらせる。
・下請け会社とばかりつき合う。威張れるから。
・損得ばかりを考えている。
・朝遅い。社長出勤が当たり前。
・外見ばかりに気を遣い、ムダ金を使う。
・新規得意先や新技術の開拓に力を入れない。
・落ち込んだときに、策がない。
これではいい〝気〟が出るわけがない。

指導する力と指導される力

世間では、指導者の指導能力ばかりが取り沙汰される。確かにそれは重要だが、実は、指導される能力というものも重要だ。というのも、同じ指導をしても、指導される能力のある人の方が早く伸びるからだ。

その指導される能力とは何か？　ひと言でいうと〝素直で賢い〟ということだ。松下幸之助氏もいっている。

「何千人もの人を使ってきて、最も伸びる人の条件は〝素直さ〟だとわかった」

素直になんでも受け入れる。それはできそうでなかなかできないものだ。それこそ重要な条件なのだ。

また、賢いとは、単に頭がいいということではない。頭は悪くてもかまわない。人の心を察する能力というべきものだ。

〝素直さと賢さ〟それが指導される人間に求められる能力だ。

人を生かし、動かす法

人間は皆、ある共通のエッセンスを持った人間に手を差し伸べたくなる。そして協力したくなる。その共通のエッセンスとは、次のようなものだ。

・情熱のある人
・正しい心を持った人
・感謝する人
・自分の弱さを認める人
・人の価値を認める人
・物事に厳しく、人に優しい人

こういう面を持った人でないと、人は心から喜んでついていこうとはしない。

人を動かす十五の法則

人を動かすには、動かしやすい法則がある。この点をよくわかっていない上司がいくら命令しても、部下は思うように動いてくれない。

①自分の欠点をさらけ出す。

②人をほめる。（特に外部の人間の前でほめる）
③人に緊張感を与える。（人間は楽ばかりだと、伸び悩む）
④人に感謝する。
⑤人にその人の必要性を知らせる。（君がいるから成り立つんだ）
⑥人の失敗は叱るが、逃げ道を作る。（いいわけを聞き、今後の策を語る）
⑦自分がまず頑張って、人に感動を与える。
⑧過去や前例にこだわらず、未来の夢を語る。（ビジョンなきところに進歩なし）
⑨自分が苦しいときこそ、希望を持って立ち向かうことを語る。
⑩人に助けをこう。（自分一人で抱え込まない）
⑪行動の必要性を語る。（この仕事は、こういう理由で必要なんだ）
⑫安らぎも必要。（リラックスと自由感を与える）
⑬自分の間違いは、素直に謝る。反省する。
⑭人の話を最後まで聞き、半分受け入れ、半分自分の意見を押し通す。
⑮人を愛し、人を信頼する。（われわれは、運命共同体なんだ）

伸びる会社はここが違う

私は今まで、実に多くの企業を見てきた。その中で、伸びる会社にはある共通点があることに気がついた。

・社員一人ひとりの意識（やる気）が高い。
・細かい接客指導が、末端の社員までしっかりできている。
・大きな目的と小さな実務がわかっている。（目標とやるべきこと）
・行動が速い。気づいたことはすぐに実行する。
・常に新しいことにチャレンジしている。
・取引先と深いコミュニケーションを取っている。
・顧客の管理、ニーズへの対応がしっかりしている。
・ピリッとした緊張感がある。

これらの要素を持ち、情熱という気が高まっている企業は伸びる。

指導者のやるべきこと

自分がたとえ一人の部下でも持つなら、次のことを考えておくこと。

・夢
夢がないところに進歩はない。部下に遠くてロマンのある夢を語る。

・目標
近くて現実的な目標を語る。

・愛
部下をほめて、高い評価をする。信頼と愛情を常に語る。

・厳
やるべきことの責任を語る。思いやりのある厳しさを持つ。

・遊
人間的ゆとりも定期的に必要。レジャーやレクリエーションで、気をリフレッシュさせる。

年齢がすべてではない

「もう私は年を取りすぎたので、何もできない」

「もう自分の年齢から始めるのでは、遅すぎる」

そんなあきらめの言葉を、よく聞くことがある。しかし、物事を成功させるのに、年齢はまったく関係がない。いくつになっても、やる気さえあれば道は開ける。

「イヤな仕事でもどうせやるなら楽しく」

私の母がよくいっていた。楽しんでやれば、時が経つのも年齢が過ぎるのも忘れて集中できる。イヤイヤやるから、年齢や才能のせいにする。高齢になれば、体力も能力も衰える。これは当たり前のことだ。若い人と同じ価値観ではいけない。むしろ高齢だからこそ、人徳や人脈や経験や深みだって増す。高齢だからこそ、難も無難も不動で受け止められたりする。年齢に応じた楽しみ方を体得した人こそが、人生の達人なのではないだろうか。

必死になればなんでもできる

人間、ハングリーで必死になればなんでもできる。これは、日本で本当にあった二つの話である。

ある買い物帰りの主婦が、何気なく自分のマンションを見上げた。すると、自分の赤ちゃんが六階のベランダで遊んでいた。〝アッ〟その瞬間、赤ちゃんは足を滑らせ真っ逆さま。あわてた母親は、必死で赤ちゃんの方へ走った。そして、赤ちゃんを無事キャッチしたのだ。後でその主婦の走りを調べたところ、彼女はサンダル履きで買い物袋を持って、カール・ルイスよりも速く走って赤ちゃんを助けていた。まさに〝必死〟のなせる技である。

ある夜、中年男性が自殺を図って、船から海へ飛び込んだ。彼の経営する会社は倒産直前だった。彼は死ぬために海に入った。ところが、海の水は思ったより冷たかった。彼は、急に死ぬのがイヤになり、その夜中必死で泳いだ。そして十七時間後、彼は自力で陸へ上がった。その後、その〝必死〟の力をバネに、彼は会社を盛り上げ、大きくしている。

何もしないのは半年で飽きる

人は心のどこかでいつも、

「あーあ、働きたくない。一生遊んで暮らしたい」

そう思っているものだ。しかし、それはあくまでも希望であって、本当に一生それでいいかというと、そうでもない。

私の体験でお話しすると、私は若いころ人の何倍も働いた。朝八時三十分から夕方六時三十分までサラリーマン、夜九時から夜中二時までマンガ家。もっと若いころは、午後劇団員、夕方五時から夜中一時までアルバイト、夜中二時から朝五時までマンガ執筆ということもあった。その反動で、ある程度のお金を手にしたとき、半年間何もしない生活をした。

朝から晩までなんの目的もない生活。他人から見たら夢のような暮らし。しかし、そんな生活は半年で飽きた。社会からの疎外感や焦りが出てきて、働くことの真の重要性に気づき、すぐ充実した生活へ戻った。人間、何もしないなんて本当は苦痛なのだ。

カーネギーの成功論

ここで私の尊敬する、アンドリュー・カーネギーの成功論を紹介する。カーネギーは、一代で世界の大富豪にまでなった人物だ。彼の生きた時代はちょうど鉄鋼産業が伸びた時代で、彼もその業界で鉄鋼王とまで呼ばれる人物となった。カーネギーの成功の秘訣は、次のようなものだ。

①明確で具体的な願望を、紙に書く。
②その願望のために、自分がどんな代償を払えるのかを書く。
③それをいつまでに達成するのか、期限を書く。
④その詳しい実行計画を細かく書く。
⑤それを、もう実現したものと思い込み、朝晩二回、大きな声に出して読む。

これで彼は、世界の億万長者になったという。

カーネギーのすごいところは、これだけではない。この自分なりに考えた自己宣言的成功ノウハウをすぐに実行し、とにかく猛進するエネルギーだ。彼は二十代のサラリーマン時代、鉄鋼業がこれから伸びると目をつけ、副業として数社の鉄鋼会社を設立し運営していた。普通では考えられないバイタリティだ。

また、彼の思想のすごいところは、決してお金にとらわれなかったことだ。鉄鋼業界を引退後も、

「子孫に財産を残すことは、呪いをかけるようなものだ」

として、その財産のすべてを社会のために使った。カーネギーホール、カーネギーメロン大学、カーネギー図書館等、彼の名を残す施設は今もアメリカ中にある。彼は言った。

「苦難には、それと同等かそれ以上の成功の種がある」

経験的成功論

ある経営コンサルタントの社長がいっていた。

「経営に成功する人、しない人には、不思議と共通点があるんですよ」

彼は、倒産専門のコンサルタントだ。倒産しかけた会社、倒産した会社を専門に、再起させる人物だ。その彼が、何百人という経営者を見てきて、次のような共通点があるといっていた。すなわち成功する人とは、
・人のせいにしない。
・否定しない。(プラス思考)
・明確なビジョンがある。
・計算力がある。(数字に強い)
・朝早起きである。
・背筋がピンとしている。
最初の四項目はよくわかる。しかし私が注目したいのは最後の二つで、これは非常に興味深い。

なぜ、朝早起きで、背筋がピンとしていると成功するのか? なんの関係もないのでは

ないか？　コンサルタントの社長本人も、なぜかわからないがそうなんだといっていた。

朝は、自然の気が充満している。朝の空気を吸うことは、自然の浄化された気のエネルギーを吸うことなのである。昔から〝早起きは三文の得〟というが、朝の気は成功に大変関係があるのだ。

そして〝背筋がピン〟は、私が背骨と気と運命の関係についてセミナー等で多く語ってきたところと一致する。背筋をピンとすれば、体の気の流れがよくなって、健康になり、運命を好転させる。私のその説を、経験豊富な経営のプロが裏づけてくれた。やはり、気はすべてにおいて大切なのだ。また、逆に成功しない人は、前項のすべて逆、ということになる。

私の経験上、目的を達成したい人は次の五つのポイントをよく頭に入れておいた方がいい。
①才能
自分の好きなこと、得意なことを見極め、その方面へ進む。それが真の才能だ。才能がなければ、成功も遠い。

②実力

実力さえ身につければ、自然と運が転がり込む。楽ばかり考えないで努力で実力を。

③行動

目的へ向かって積極的に行動しアピールする。行動を積み重ね、人を引きつけるといい。

④先見力

いくらの労力で、いくらお金が入るのか、細かい計算力が必要。先々の人生プランも細かく立てるビジョンが必要。

⑤理屈

成功とは、他人が認め、必要とする中にある。理にかなった、筋のよい道を選ぶべし。

そしてこのポイントを踏まえたうえでの成功へのパターンが次の五つである。

①やる気

「自分にはなんでもできる！」という強い自信と情熱を持つ。

②イメージ力

目標とそれに到達するまでの計画を細かくイメージして、頭の中で創り上げる。特に寝ているときがいい。

③努力

とにかくやろうとする方面のことを勉強すること。そしてイメージしたことを、よりハッキリと方向づけして、そのとおりに努力、努力を惜しまない。

④失敗

必ず壁はある。失敗は、反省と強い精神力と思いやりをもたらしてくれる。

⑤実現

努力と失敗を何度も重ねていけば、必ず思いは実現する。その時は、それを心から喜ぶこと。そして「自分にはできる!」と再確認すること。

重要な点は、まずは小さなことから始めることである。いきなり大きなことや、現実とはほど遠いことを考えない方がいい。そして、結果よりプロセスを楽しむこと。そうすれば結果はあとから付いてくる。

失敗を利点に変える考え方

・失敗を謝ることで心が打ちとける。次からの信頼となる。
・失敗が大きいほど、次の注目度（成功度）も高い。
・失敗したとき、まわりの人間性がわかる。得意先や社内の助ける人と知らんぷりをする人が見える。
・失敗によって本当に合った自分の場所（才能）を知ることができる。
・ビジネスの責任やお金の貸し借りは、今後の取り引きにつながる。
・失敗は誰でもする。これこそ自分の人間性の見せどころだ。
・なんでもそうだが、問題解決の一番の道は気の交流である。相手とわかり合うことだ。
・失敗でも納期を延ばしたことによって、さらに特典をつけて、クレーム者に得したと思わせる。
・ビジネスの失敗は、せいぜいペナルティ金か、減俸か、ポスト替えで片がつく。

・失敗が多い人ほど成功も多いと考える。
・ビジネスには、ただ謝ってすむという問題も多い。謝る責任は自分に、お金は会社に頼る。

とにかく、損したらまた儲ければいいと居直る姿勢が大切。

仕事がうまく行かない理由

どんなことにも、波はある。うまく行くときは、何をやってもうまく行く。逆に、うまく行かないときは、何をやってもダメだ。でも、なぜそんなうまく行かない波に捕まったのか？

これには、自分にも大きな責任がある。そこで、悪い波をつかむ条件をまとめた。

・プライドが高く、高慢になったとき。
・努力が足りなくなったとき。
・わがままで人まかせのとき。

・目先のことに感情的になり、結果を深くイメージできなくなったとき。
・マイナスイメージばかり持ったとき。
・他人の意見を聞かなくなったとき。
・反省しなくなったとき。
・姿勢が前かがみで、呼吸が早くなったとき。

気の実験で得たもの

気功をやると、インスピレーションが鋭くなる。私は、様々な大学や研究所で、気功実験を行ってきた。その中で、気による透視実験は、私に多くのものをもたらしてくれた。トランプカード等のマークを透視するときの話である。トランプの裏側をジッと見ていると、反対側にある表の気を感じて、ハートとかスペードとかのマークが透視できるのである。これは、気を感じる訓練として私がよくやってきたものだ。

失敗も多いが、かなりの確率で透視できる。カード五十二枚中、平均が十三枚という確率のところ、いつも二十枚近い的中率なのだ。ときには、三十枚以上も的中したことがあった。

その透視実験で、ひとつの法則に気がついた。その法則とは、次のようなものだ。

●初めに結果を思い描かなくてはならない!!

実験前に〝今回は十八枚当てよう〟などと決める。そうすると、かなりの確率でそれに近づく。

●自分にはできる、という確信を持たねばならない!!

実験前に自分に大きな自信を持たないと、よい結果が出ない。

●波をつかまなくてはならない!!

実験を開始してしばらくすると、急に連続して当たり始めるときがくる。波は必ずくる。そのときは気を乱さず、落ち着いてリラックスして、集中する。すると、四回から六回くらい連続して当たる。

●波は必ず下がる!!

いかに集中していても、いつしか集中力は低下する。そんなとき、必ず波は下がる。波

が下がる条件としては、

・一定の波の期間がすぎたとき。

・集中力に欠けたとき。

・自分はすごい、と鼻が高くなったとき。

・はずれたらどうしよう、という邪念が入ったとき。

●次の波をつかむ!!

当たる波が消えたら、しばらく当たらない波がくる。そんなとき、焦るのが一番いけない。焦ると、当たらない波がずっと続く。次の当たる波をつかむには、

・少しインターバルを取って、深呼吸で新たな気持ちになる。

・謙虚に考える。

・自分の力を確信し、自信を持って集中する。

これらのことが、気功による透視実験で明らかになった。そしてこれらは、よく考えてみると、人生においての波のつかみ方にも応用ができることなのだ。

超イメージ法

イメージが大切なことは、これまでで充分にわかっていただけたと思う。だが、単にイメージするだけではなく、もっと上のイメージ法がある。それは、未来のイメージをし、〝もうそれが現実に起こった〟と確信を持つイメージだ。

実際に、欲しい物を手にした感触、未来が今だと思える感覚、そこまで確信を持つと、より正確に思いが現実となる。未来イメージが現実で、今はその再生画面だと思うようにするそれを、私は『超イメージ法』と呼んでいる。それによる成功パターンを次に挙げる。

①手に入れたいもののイメージを明確に持つ。(ビジョン)
②もう手に入れたというイメージを持つ。(確信)
③それができたら、今度は現実的な努力を惜しまない。(情熱)
④〝気〟を欲しいものが手に入る時間へ飛ばす。(未来の行動の再チェック)
⑤たとえそれが失敗しても、また②に戻る。(反省と再構築)

⑥手に入れたら、イメージと重ねて、自分の願望実現能力を確信し、感謝する。（達成）

給料分以上の仕事

サラリーマンで成功したかったら、

「給料分以上の仕事をしないと成功はない」

そう考えておくべきだ。給料が三十万円なら、三十万円だけ稼げばいい、そう思っていては成功しない。三十万円もらっている人は、少なくともその三倍から五倍の純利益を生まなくてはならない。

会社運営にはお金がかかる。維持費だけでも大変な額だ。その中で社員に給料を出すためには、社員の純利益の稼ぎが給料の三倍はどうしても必要だ。その意味でも、給料分以上の仕事は不可欠だ。その他にも、〝給料分以上の仕事〟をしていると、まわりが認めてくれる。社内では給料アップ、社外ではお得意先の増加と、好転現象が起きてくる。

給料が安いと嘆く前に、給料分以上の仕事をしてみよう。

成功を呼ぶ〝感謝念〟の送り方

人間の〝気〟で最も重要で、最も相手に伝わりやすいのが〝感謝の心〟である。人に感謝して接していると、言葉には出さなくても相手には必ず伝わるものだ。また、感謝しているときの自分は最も幸せだし、胸の〝気〟が自然と大きくなるものだ。

だから私は、なんでも感謝する。私を好きになってくれてありがとう。私に仕事を出してくれてありがとう。私に意地悪してくれてありがとう（自分が強くなるから）。

この〝感謝念〟は、人と会う前に、胸いっぱいにためてから会うと、話がまとまりやすい。深呼吸とともに胸にため、そして吐く息で相手に送るイメージを持つとよい。

電話でも、かける前にその人に感謝してからかける。かけ終わってからも、しばらくその人への感謝を込めて、静かにして深呼吸で胸いっぱいに感謝念を作り、頭を下げ、手を合わせ、その〝気〟を相手に飛ばす。こうすると結果的に、不思議とうまく物事が運ぶ。

疲れを一気に解消

仕事がハードで、その日の疲れをその日に解消できない。そんなことはよくある。だが、疲れを翌日に残すとペースダウンして、仕事にも悪影響を及ぼす。そんなときは、こうすれば疲れを一気に取ることができる。

・シャワーを使う

少し熱めのシャワーを、自分の胸と背中に当てる（特に背中）。一分から三分。背中はちょうど胸の真後ろあたりに当てる。これで〝気〟が充満できる。シャワーでなくても、ドライヤーでもＯＫ。

・水を使う

水は、疲れを取ってくれる。水で顔を洗ったり、手を洗ったりするだけでも、リフレッシュできる。

・その他

深呼吸、ストレッチ、イメージ、笑いなどで心身をリラックスさせることが重要である。

また、お風呂は三十九℃前後のあまり熱くないお湯に、十分から二十分かけてゆっくりと入る。この入り方は、体の中まで温めて、血行をよくしてくれる。そして心身共にリラックスできる。

その他、肉や卵といった高栄養食をいつもより少し多めにとる。

第五章

心身を高める実践法

呼吸法

東洋医学における心・気・体というコンセプトの中の、気について述べていきたい。気を鍛えるには、呼吸法と気功法が大切である。もともと、この二つは大変リンクするものである。呼吸がしっかりできれば気が高まるものだ。

呼吸法も、細かく分ければ二十から三十種類くらいに分けられる。ところが、普通の人々は、ただなんとなく、意識もせず呼吸をしていることが多い。呼吸を整えるだけで、胃腸の働きがよくなり、ストレスも解消できる。そこで、数種類の呼吸法をここに紹介したい。

①自然腹式呼吸法

肺ではなく、おなかで呼吸する。息は、鼻から吸って口から出すのが基本だが、鼻からが難しい人は、口のみの呼吸でもＯＫ。吸った息は、おなかに入れて、速やかに吐く。三秒から四秒で吸って、五秒から六秒で吐く。もっと大きく吸うときは、秒数も長くなるが、吐く息を長くするのが基本。ゆっくりとした腹式深呼吸である。
これは、気を高め、リラックスを導くのによい。

②息止め呼吸法

息を吸ったら、おなかに入れ、グッと息を止めて三秒から五秒、ガマンする。その後、ゆっくりと口から吐く。

これは、下腹部の運動にもなり、便秘や下痢のときにもよい。また、免疫力強化の呼吸法でもある。

③強制腹式呼吸法

息を吸ったら、おなか、腕、背中など、全身にグッと力を入れる。ベルトが切れるくらいに力いっぱいで息を吸ったまま力を入れる。三秒から五秒したら、スーッと息を吐く。

これは、気の発散と強化、イライラ解消などによい。

④逆腹式呼吸法

息を吸うときに、おなかをペチャンコに、息を吐くときに、おなかを膨らませる。

これは、自律神経の調整や、便秘などによい。

⑤アルカローシス呼吸法

速くて短かい呼吸を、数多くくり返す。ハッハッハッハッハッハッハッハッハッハーッ。短い〝ハッ〟の八回から十回を一セットとし、三から五セットくり返す。

犬が走ったあとに呼吸するやり方に似ている。ただしやりすぎるとフラフラするので注意。

これは、体をアルカリ性に変える呼吸法なので、疲労回復や病気改善の目的で行うことが多い。また、交感神経をハッキリさせ、集中力をつけるのにも役立つ。

⑥背回し呼吸法

まず両手を腰に当てる。背中の肋骨下部、腰部の上にある腎臓に手のひらを当てるようにする。

そして腹式深呼吸。おなかに息が入ったあと、背中にも力を入れて膨らませる。まるで背中にも息が入ったかのようにイメージする。そしてしばらく止めてから息を吐く。この呼吸法で、手が温かくなってくるまで、五回から十回くり返す。

これは、疲労回復や腎臓の働きをよくする目的で行われる。

⑦リフレッシュ呼吸法

息を五秒で吸って、二秒で吐く。吸う息が長くなる。四秒から五秒かけてゆっくりと吸ったら、一秒から二秒で一気に吐く。秒数には個人差があるが、大きくゆっくり吸って、一気に吐くことが大切。これを五回から十回くり返す。

これは、酸素を多く取り入れて、頭をリフレッシュさせる呼吸法だ。リフレッシュ目的の他、頭痛、だるさ、無気力などによい。

⑧リラクゼーション呼吸法

息を二秒で吸って、五秒で吐く。つまり、リフレッシュ呼吸法の逆となる。

これは、神経を休め、素早くリラックスできるので、不眠や極度の疲れなどによい。

⑨スピード呼吸法

一秒で吸って、一秒で吐く。吸気のとき一気におなかに力を入れて膨らませ、呼気のとき一気におなかをペチャンコにする。五回から十回くり返す。

これはかなり腹筋を使うので、体脂肪や内臓脂肪の気になる方や、運動不足の方によい。内臓もかなり活発に動かされるので、内臓への刺激にもなる。

⑩逆スピード呼吸法

一秒で一気に息を吸ったときに、おなかをへこませる。一秒で一気に息を吐いたときに、おなかを膨らませる。

これは、スピード呼吸法の逆になる。効果はスピード呼吸法に準ずるが、自律神経の調整や、胃腸の働きの強化なども含まれる。

⑪アーチ型腹式呼吸法

あお向けに寝て、おなかを浮かせる。つまり、頭、肩、おしりは床につくが、おなかはアーチ型に上に曲げた状態を作る。この姿勢のまま、腹式呼吸をゆっくりくり返す。

これは、おなかコリの解消や、自律神経の調整に役立つ。

⑫二段式呼吸法

この呼吸法は、吸っておなかを膨らませ、吐くときもさらにおなかを膨らませる呼吸法。吐くときは腹筋によっておなかを膨らませる。

胃腸、膀胱、子宮などの不調によい。

⑬逆二段式呼吸法

息を吸いながらおなかをへこませる。さらに吐くときもペチャンコにさせる。

これは姿勢を正し、背骨を矯正してくれる。おなかのコリを柔らかくし、胃や肝臓、膵臓の働きをよくする。息を吸いながらおなかをへこませるので、胸式呼吸となってかまわない。

この他、イメージと組み合わせた呼吸法や、気を集中させた手を患部に当てながら行う呼吸法や、ストレッチと並行しながら行う呼吸法などがある。

気功法

気持ちをプラス思考に変えるには、気を体中に養う必要がある。病気の人や気持ちが病んでいる人にいくら〝プラス思考で〟といったところで無理な面がある。気が充実してこそ、体力も考え方も上昇する。そこで〝気〟を養う方法をお教えしたい。

私は今まで、中国気功の他、日本に伝わる気功的呼吸法、ヨーロッパの手かざし治療であるヒーリング等、世界にある気功的な療法をいろいろ研究してきた。その結果、すべてに共通点があることを見出し、その要素を自分なりにまとめた『アルファ気功法』というものを開発した。それは十年経った現在、私の考案した『自然整体法』とミックスされ、『自然気功整体法』として集約された。その最重要点をここでお話ししたい。

世界中のどの気功系療法でも、大切にしているものが三つある。それは①イメージ、②呼吸、③手かざしである。

イメージとは、常に心を浄化し、気を増大させ、不動のエネルギーを持つイメージ。呼吸とは、気の充満や流れをスムーズに行うためのもの。手かざしとは、その気のパワーを手を通して気の足りない人などへ送るというものである。これらを私はいくつかの気功法に分けて訓練している。その中で最も重要な二つの方法をお教えしたい。

・浄気

太陽をイメージし、その太陽の光を体内へ取り入れるように深呼吸する。このとき、心も体も洗われるような、軽くなってピュアになっていくようなイメージを持つ。

・充気

今度は、その太陽が体内へ入り、自分の胸で輝くイメージを持つ。そして、その太陽が深呼吸と共に大きくなり、体中をスッポリ覆うほどになるとイメージする。体中が太陽で充満するイメージだ。

この二つが体内の気を高める重要な方法となる。これがしっかりできれば、怒りやイライラも減り、プラス思考を持ちやすくなる。怒りや不安等から心が離れないとき、一瞬でもいいから太陽をイメージして深呼吸してほしい。東洋医学では、陰と陽の繰り返しが重要。陰だけに心を囚われてはいけない。心を切り換える訓練が必要だ。

その他のイメージ

その他のイメージ法には、次の三つがある。

・自然イメージ

大自然をイメージして、気をリラックスさせる。青い空、白い雲、その雲の上に自分が乗っているイメージを持つ。雲の上で大きく手を広げ、太陽に向かって大きな深呼吸をする。そんな大自然のイメージを持つと、〝気〟が高まる。

広く澄み切った青い海、どこまでも生い茂る緑の森林、人の心を癒やすような優しい月の光、そして輝く星々……。大自然の〝気〟を、自分の体に直接深呼吸で取り入れられれば最良だが、イメージを持つだけでも充分な効果がある。

・ピュアイメージ

気功法では、〝体の気〟と〝心の気〟が大切である。〝心の気〟を送り、人に理解を求め、人の心を温め、自分も幸せな〝気〟を高めていく。そのためには〝心〟を純粋に、ピュアにしなくてはならない。

心の汚なさ、策略、自分中心のみの過度な欲望……そんなものがあっては、その〝気〟が直接相手に伝わる。心を透明に、ピュアに、こだわりなく、明るく前向きにしておくことだ。自分の〝心の気〟がピュアであるイメージを常に持つことだ。

・オーライメージ

大自然のイメージで〝気〟を高め、その〝気〟をよりピュアにする。その〝気〟が自分の体中に充満し、体中が最良の〝気〟で包まれているイメージを持つ。それがオーライメージだ。

常に体のまわりがオーラで包まれているイメージを持つと、〝悪い気〟を飛ばし、寄せつけなくなる。よく〝運のいい人にはオーラがある〟というが、それである。

気功法の実際

気を高めるためには、いくつかの方法があることを説明した。気の質を高めるイメージ法としては、浄気、充気、そして大気《だいき》がある。

・浄気……太陽の光を、体内へ取り込むイメージ。

・充気……太陽の中に、自分が入るイメージ。

・大気《だいき》……宇宙から地球を眺めるイメージ。そして、宇宙の外である無の世界から、宇宙を眺めるイメージ。

その他、自然イメージ、ピュアイメージ、オーライメージ。これらによって、自分の体の中に、大きな気を充満させることができる。

次に、気に力をつける方法がある。

・力気《りき》……全身にグッと力を入れる。拳にも力を入れ、息を止め、全身を硬直させる。そうすることによって、気を大きく発散させることができる。息を吸った後、三秒力を入れたら、吐く気と共に、全身の力を抜く。

・乱気……体の力を抜く。両手をブラブラさせながら、体を左右にねじったり、飛び跳ねたりする。リラックスすることにより、気を養う方法である。

気の質を高め、気に力をつけたら、今度は気を送る段階に入る。

・練気……深呼吸と共に両手を合掌し、気を両手に集中させるイメージを持つ。その集まった気を水晶の玉のようにイメージし、両手で包み込む。

・送気……水晶の玉のように練って固めた気を、自分の体調の悪いところへ送る。つまり、手を患部に当てる。そして、しばらく深呼吸と共に、患部がよくなるイメージを持つ。このように自分に送る気を、内気という。その水晶の気を他人の患部に当てることを、外気という。

以上、気質、気力、気送という三つが、気功法の重要なポイントとなる。

体について

心、気、体。この重要な三要素のうちの最後となる、体について述べたい。体は、体理、整体法、養生法の三要素からなる。

・体理……体の理屈を学ぶ。つまり、解剖学、生理学、病理学など、現代医学的スタンスから学ぶことが大切。

・整体法……バイオセラピー施術法の中心となる気功、整体、ヒーリングマッサージ、温熱療法（ウォームセラピー）等を学ぶ。体理で、体についての構造的基礎知識を得たら、それを自分や他人に生かす術を身につける。

その中でも、自然気功整体法は、背骨や骨盤を矯正し、体の歪みを治す療法で、重要な柱となる。ポキポキと骨を鳴らす強刺激はせず、ストレッチに近いソフト整体である。呼吸法等で気を高めながら行うと、効果も高まる。

また、ヒーリングマッサージも、心身のリラックスには欠かせない。これには、服を着たまま行うリンパヒーリングマッサージと、オイルを肌になじませるオイルヒーリングマッサージがある。

温熱療法（ウォームセラピー）とは、温灸やホットパック等で、体を温めてほぐす療法である。

・養生法……食事法、生活法、運動法など、生活に密着した健康法を学ぶ。

この体理、整体法、養生法は、身体を健康に導くために必要な知識や実践法である。限られた紙面でそのすべてを表すことはできないので、深く知りたい方は、バイオセラピーセミナーを受講されることをお勧めする。

バイオセラピーだけの技術

私は、東洋医学の理論や療法を集大成し、バイオセラピーと名づけて人々に広めている。しかし、バイオセラピーは単に集大成ではなく、そこから新しい技術や独自の発想をミックスさせて、オリジナルの療法として確立させている。少し専門的な話になるが、その中の一部を紹介していきたい。

ちなみにバイオセラピーは、Viotherapyと書く。Vioは、人体の健康に重要なバイブレーションとイオンとを合わせた造語である。呼吸法、施術法、食事法等によって体内のイオンを正常に保つことと、施術による刺激と心の感動という心身のバイブレーション。その二つが大切であるという意味である。

●息吹腹部人体図

これは、おなかに体全身のツボがあるという発見。おなかに両手両足を広げた人体図を描くと、その図の場所が反応点となる。足底に全身のツボがあるのと同じく、おなかにも全身のツボがあったのだ。これは、東洋医学の歴史に残る発見かもしれない。

例えば、肩こりなら上腹部の肋骨下に反応点があり、膝痛なら下腹部両サイドの腸骨棘下に反応点があり、腰痛ならおへそのまわりに反応点がある。まさに、おなかに人体の図を描いたその場所が、反応点。つまり、押したり刺激したりしてよくなるところということになる。

●息吹ボディゾーン

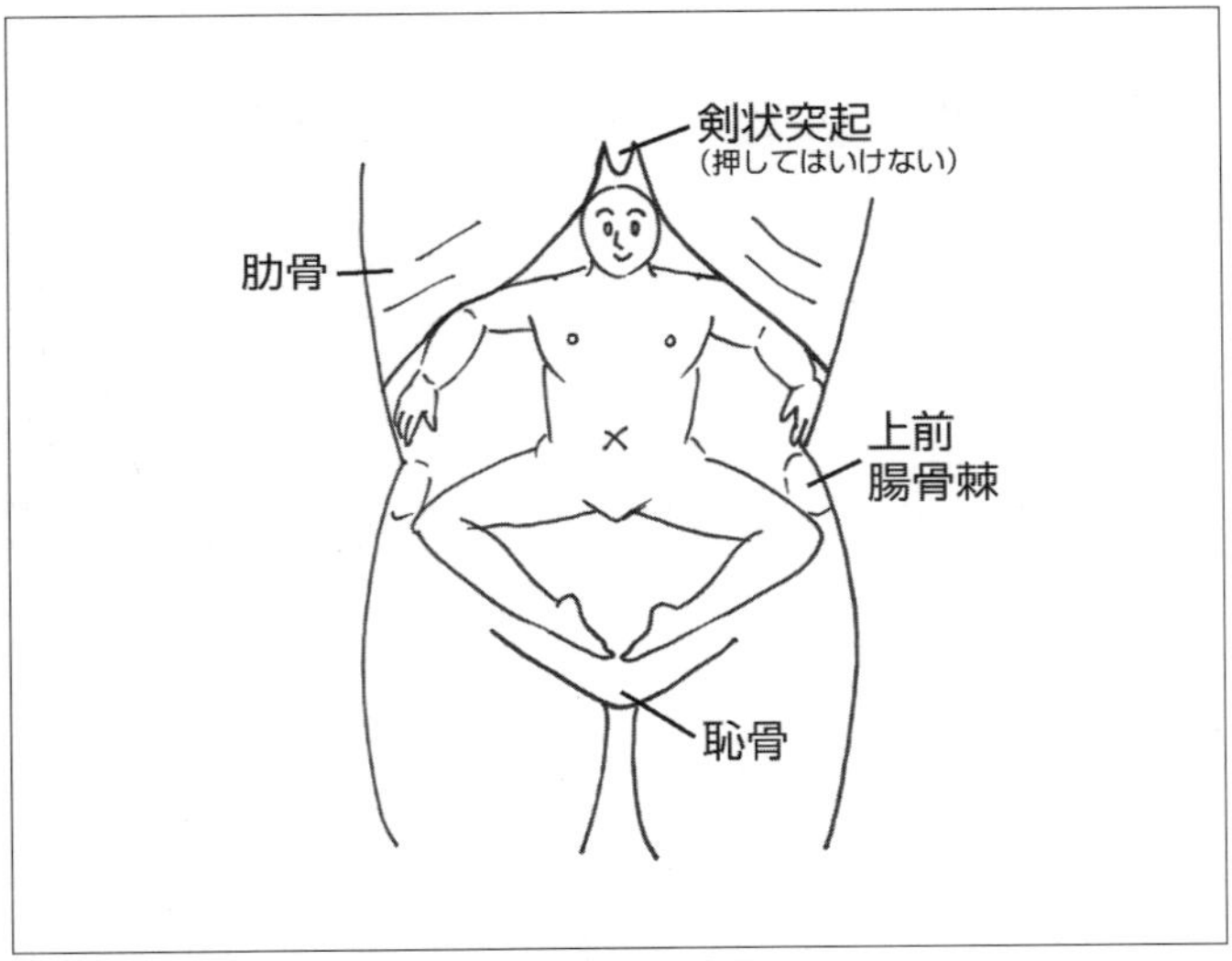

息吹腹部人体図

ツボは全身に数多く、専門家でないとなかなか憶えられない。しかし、全身の反応部を面（ゾーン）として捉えると、利用することも難しくなくなる。

例えば、鼻のゾーンは後頭部中央、ストレスのゾーンはおへそと肋骨下の中央、カゼのゾーンは左右の肩甲骨の間など。ゾーンはとても憶えやすく、すぐに使える人体の地図帳ともいえる。

●バイオトライアングル理論

人体の施術点を、三角形に考えていく理論。

例えば、肝臓の調子がよくない場合、

肝臓の位置にある皮膚表面を①、その反対側を②（肝臓は右肋骨下なので、左肋骨下が②となる）、そして肝臓位置の背中側を③とする（右背中の脊際）。そして、①②③の順番に弱い刺激から強い刺激へと加えていく。刺激は、押圧刺激や温熱刺激など。

この三角点は、局所療法、反対側療法、脊際療法（脊際とは背骨のすぐ横）を組み合わせたもので、効果も高い。

●息吹反応点

全身には二千カ所以上のツボがある。これは東洋医学二千年の歴史の中で培われてきたものである。しかし、それですべてが収まっているわけではない。まだ発見されていない有効なツボはある。そこで私が経験の中で発見したいくつかのツボを、息吹反応点として使っている。

例えば、鼻の位置の真後ろにある後頭部のツボを息吹鼻炎点と呼んでいる。アゴの下、ノドボトケの上にあるツボを息吹頭脳点という。

●自然気功整体法

気を帯びた手で整体を行うと、不調の改善に驚くほど効果がある。よく〝手から気の出

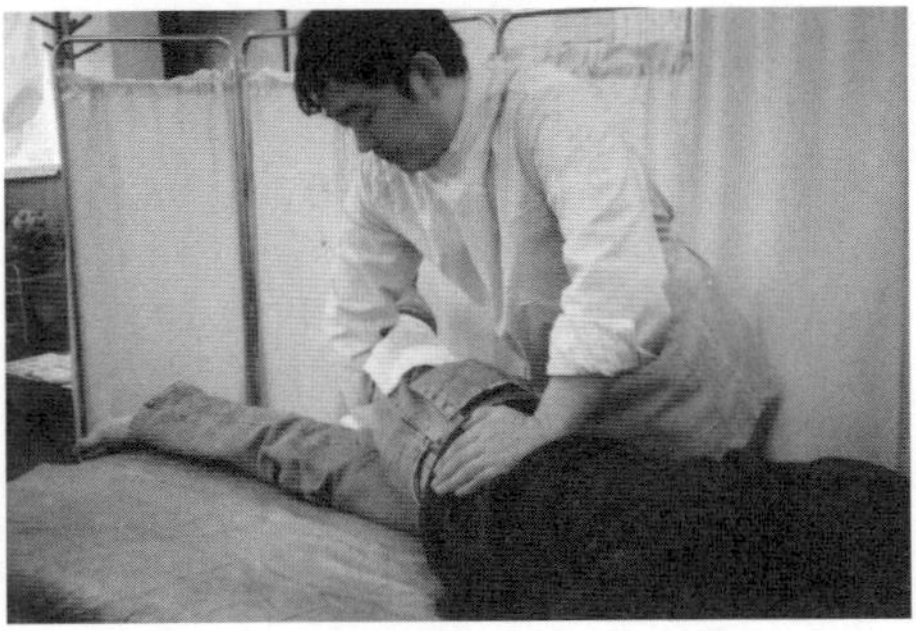

骨盤矯正法Ｘ

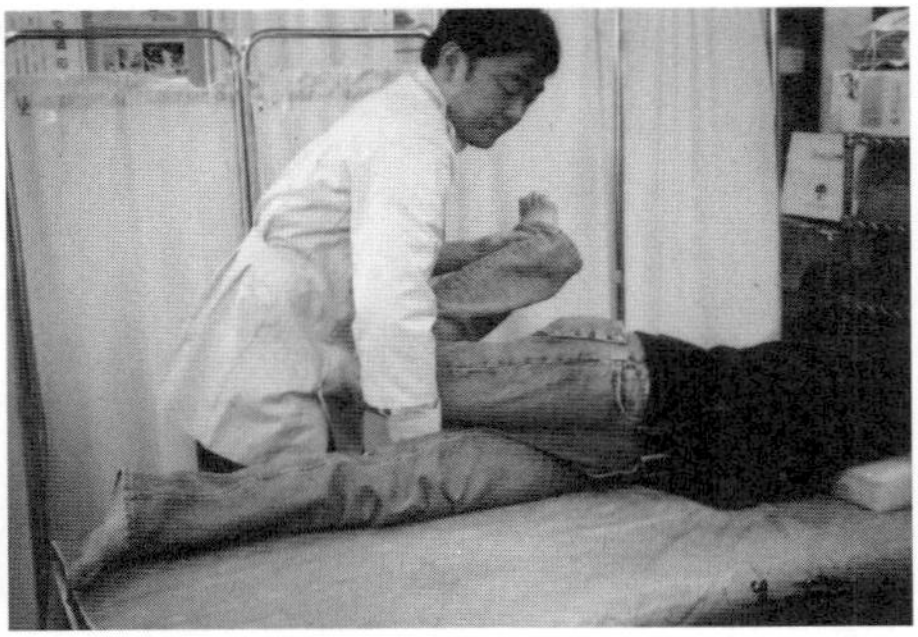

骨盤矯正法Ｙ

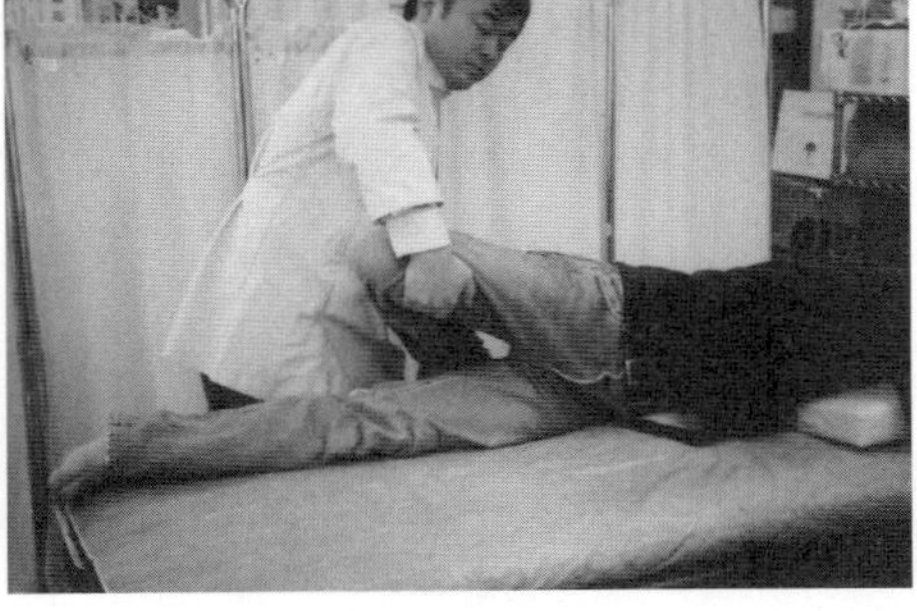

骨盤矯正法Ｚ

ているマッサージ師は人気がある〟といわれる。人は知らず知らずのうちに気を感じている。気には温かい気、涼しい気などいろいろあるが、そのどれもが体へのエネルギーとして人に伝わっていく。その気功と整体をミックスさせたオリジナルの療法である。

整体法も、XYZ、スパイラル、Bスイングなど、短時間で高い効果の得られる独自の整体法である。

●ヒーリングマッサージ

筋肉を効果的にほぐすオリジナルの療法。施術者の指を痛めることなく、また疲れることなく患者に深いリラクゼーションを与えることができる。服を着たままやる方法と、オイルを肌になじませるオイルヒーリングとがある。

●腹火法

患者のおなかの上で生薬を燃やす施術法。火を体の近くで燃やすことで気が高まることを目的としている。また、火の温度によって血行がよくなったり、燃えた香りがリラックス効果をもたらす。

●脊際調査法

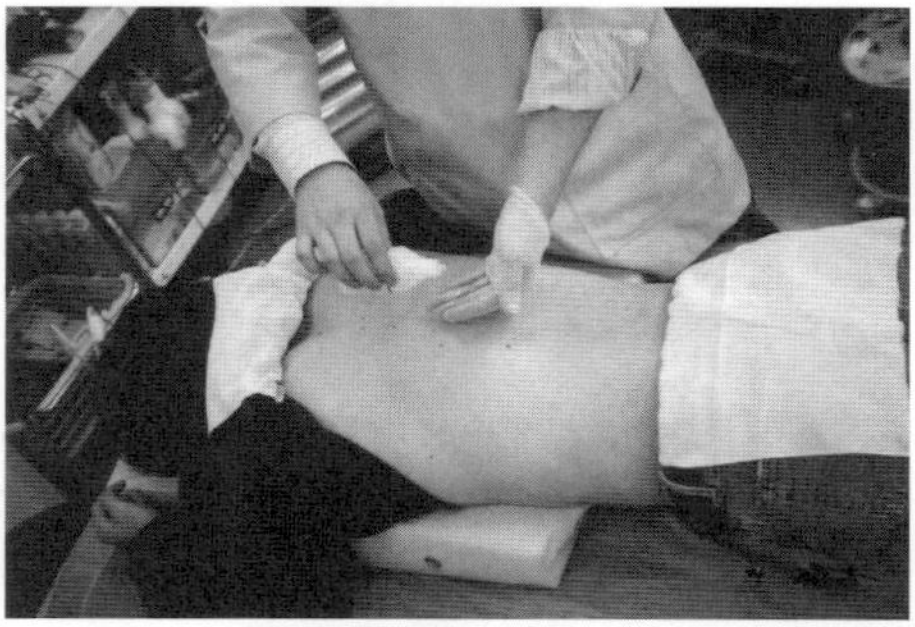
背中の
オイルヒーリング

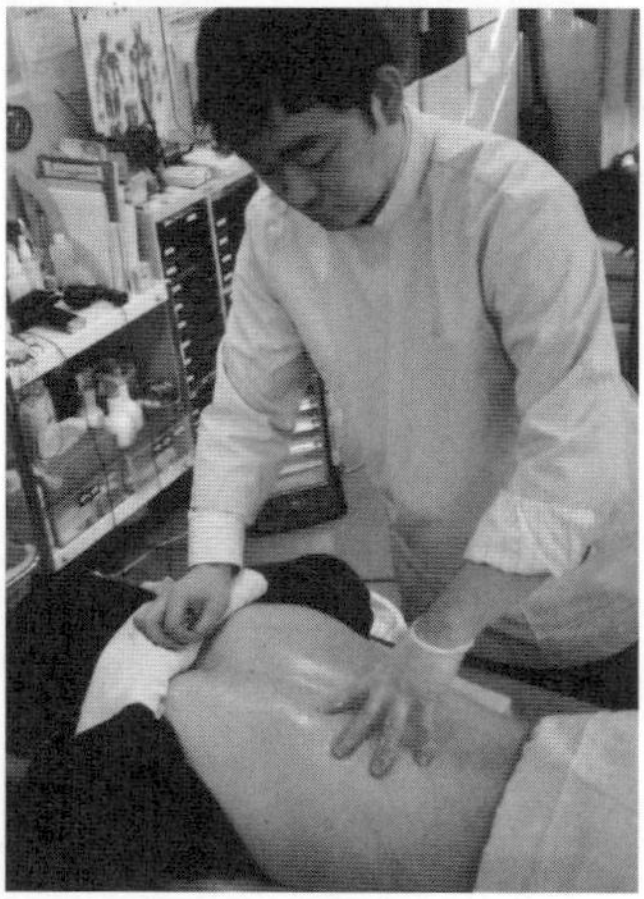

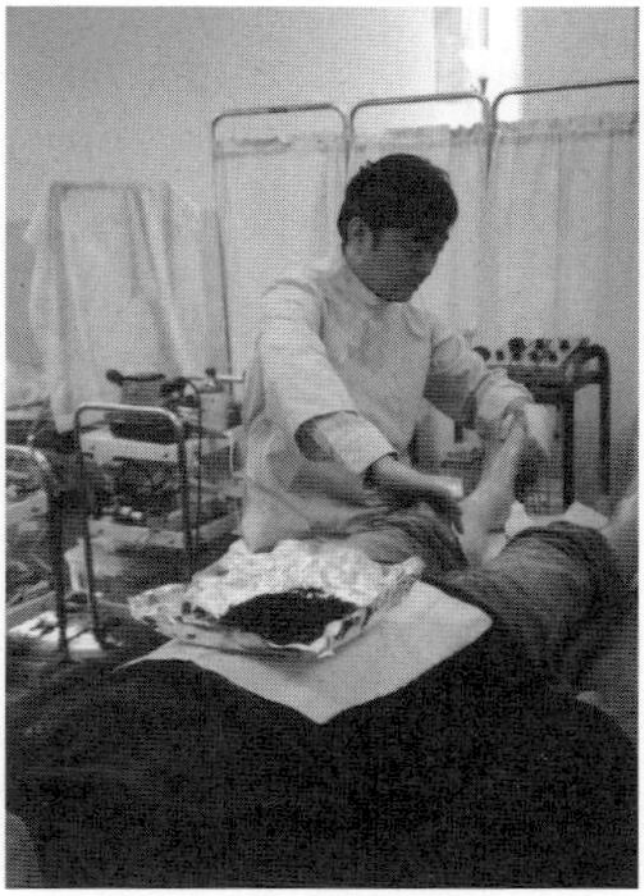
腹火法と足のオイルヒーリング

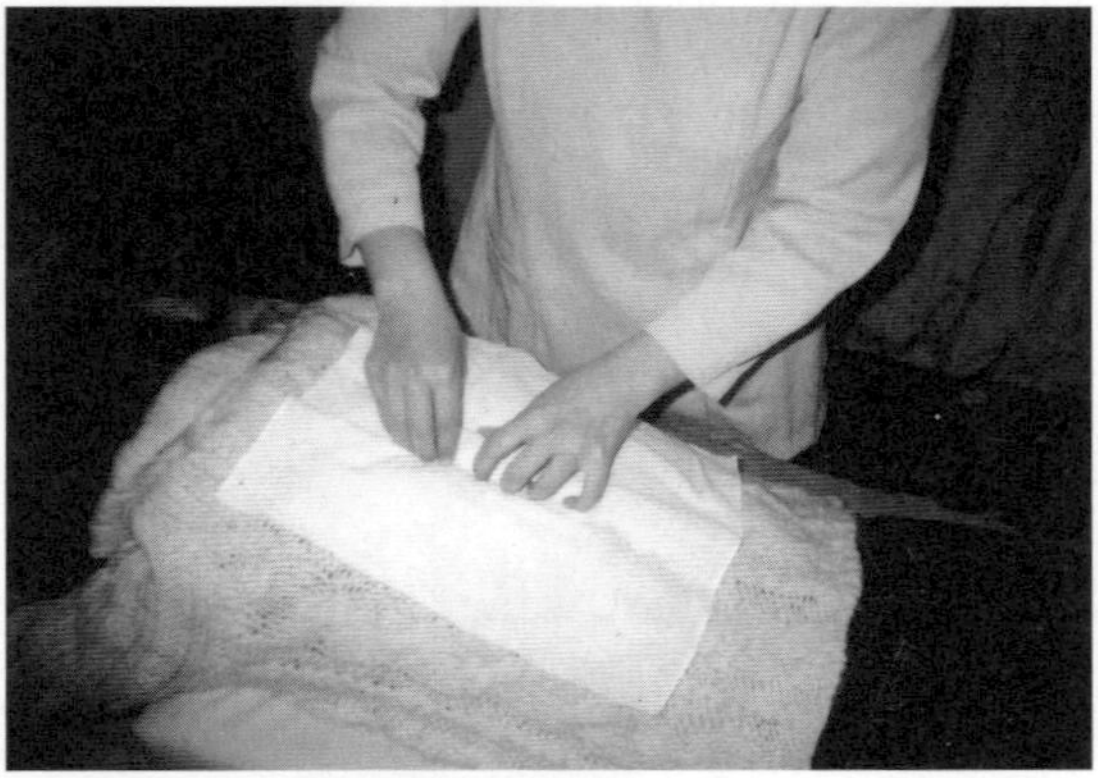
背際調査法

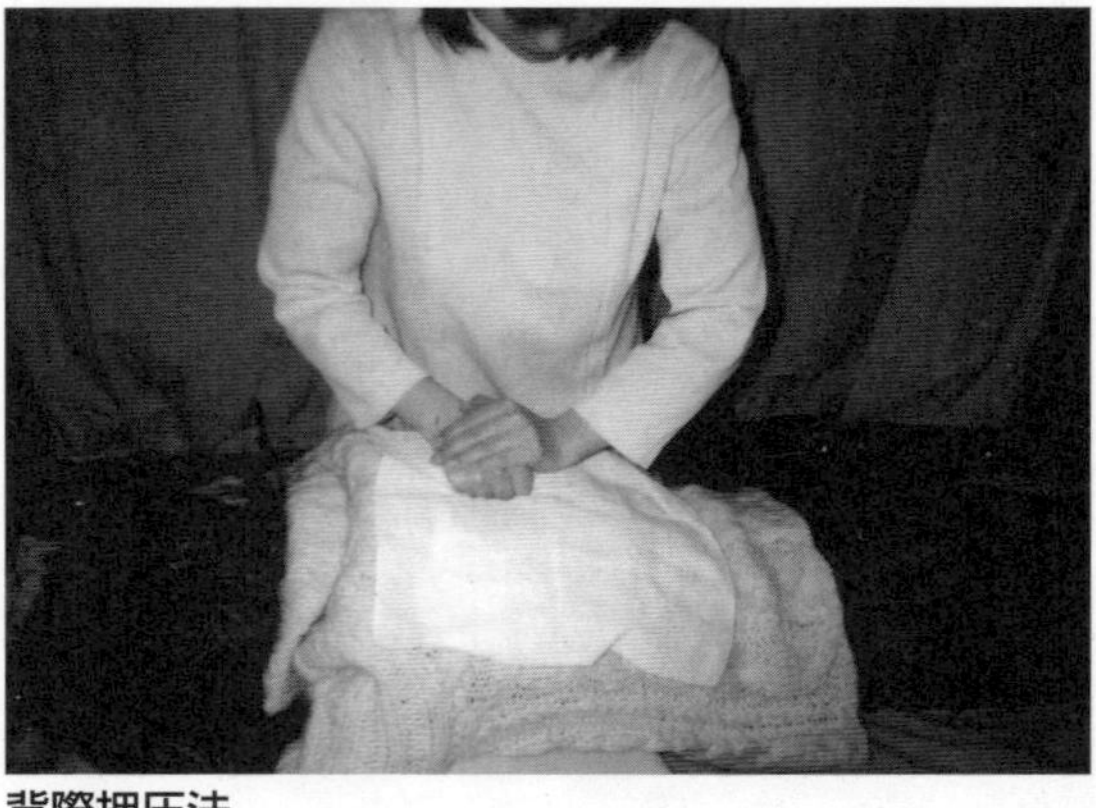
背際押圧法

背骨の両際の固さを指で調べる方法。不調は背骨のすぐ際の筋肉に出ることが多い。主に、固いコリとして出たり、逆に柔らかすぎたりする。そしてポイントは、脊際に添って縦に数本走る筋肉の線を見つけることだ。人によって様々だが、直径三ミリくらいの筋肉のコリが五～六本重なって五～六センチの長さで、背骨の両サイドに存在している場合が多い。これを私は、脊際筋繊維とか脊際ワイヤーと呼んでいる。

その脊際ワイヤーが存在する位置と、ボディゾーンとを照らし合わせて、患者のどこに不調があるのかを判断する。多くの場合、患者自らが主張する不調内容と、ワイヤーの位置が示すボディゾーンの内容が一致する。

つまり、胃が弱い場合、脊際にある胃のゾーンにワイヤーやコリの固まりが存在することが多いのだ。そして、このワイヤーやコリを施術によって消したとき、不調も消えていくケースがほとんどである。

●五行療法

東洋思想では、生まれた年月日からその人が五行の中のどの位置にあるかを考える。木・火・土・金・水、この中にすべての人は入る。水性に入る人は、そのひとつ前の金性に癒される。金性は土性に、土性は火性に。このように五行には、癒しの関係が存在する。

そこで生年月日から割り出した五行によって、それぞれ違った療法を行う。例えば、土性の人には火を使い、温熱療法を重視する。水性の人には金属を使った療法を重視する。

また、自分が五行の中のなんであるかがわかると、自らの癒し方もわかる。
・木の人は、水系で癒される。プール、海、オイルヒーリングなど。
・火の人は、森系で癒される。ガーデニング、キャンプなど。
・土の人は、熱系で癒される。ランプ、日光浴、温泉など。
・金の人は、石系で癒される。誕生石、陶器、陶芸、石、岩、土など。
・水の人は、金属系で癒される。金のコイン、ジュエリー、金属製のものなど。
また、土はすべてを癒す力がある。誕生石、陶器、石、岩、土などは癒しの基本となる。

これは占い的な要素も強いが、五行を活用することにより、心の安定や安心につながっていくことも確かである。自分の五行を知るには、九星気学の本を参考にするとよい。例えば一白水星の人なら、水性の人となり、癒されるのは金系ということになる。

この療法は、特に優先して使うものではないが、患者さんの改善具合が思わしくないときなどに、ひとつの療法として使うことがある。

一回で五回分の施術

よく患者さんにいわれることがある。

「ここの施術は、よその五、六回分なんですよ」

他の施術院に五、六回通う効果と、バイオセラピーの一回の効果が同じだというのだ。他の施術院では、そのときは気持ちよくなるのだが、次の日には戻ってしまうことが多いのだそうだ。多くの方々に、他の施術より三回～五回分の効果があるといわれることは本当に多い。バイオセラピーの施術は、効果が高い分、反応も様々に出る。

・施術後から体調がよくなる人
・施術翌日から体調が悪くなる人
・すぐに実感はないが、考えてみれば疲れにくくなっている人
・朝スッと楽に起きられるようになった人

・とにかくよく眠れるようになった人

などなど。

体調が悪く出る人は、好転反応である。中にひそんでいた悪いものが一気に表面に出ためと考えられる。ある患者さんは、施術後一週間体調が悪くなり、一週間後にケロッとよくなった人がいた。

いずれにしても他にはない独自の療法の多くが功を奏していると考えられる。

バイオセラピーの特徴

バイオセラピーの技術を学びたいという問い合わせが多いので、ここでバイオセラピーの特徴についてまとめてみることにした。

・あらゆる施術法があるので、いろいろな症状や患者さんに対応できる。

・他では見たことのないオリジナルの療法が多い。

・施術者が少ない力で効果的に効かすことができる。

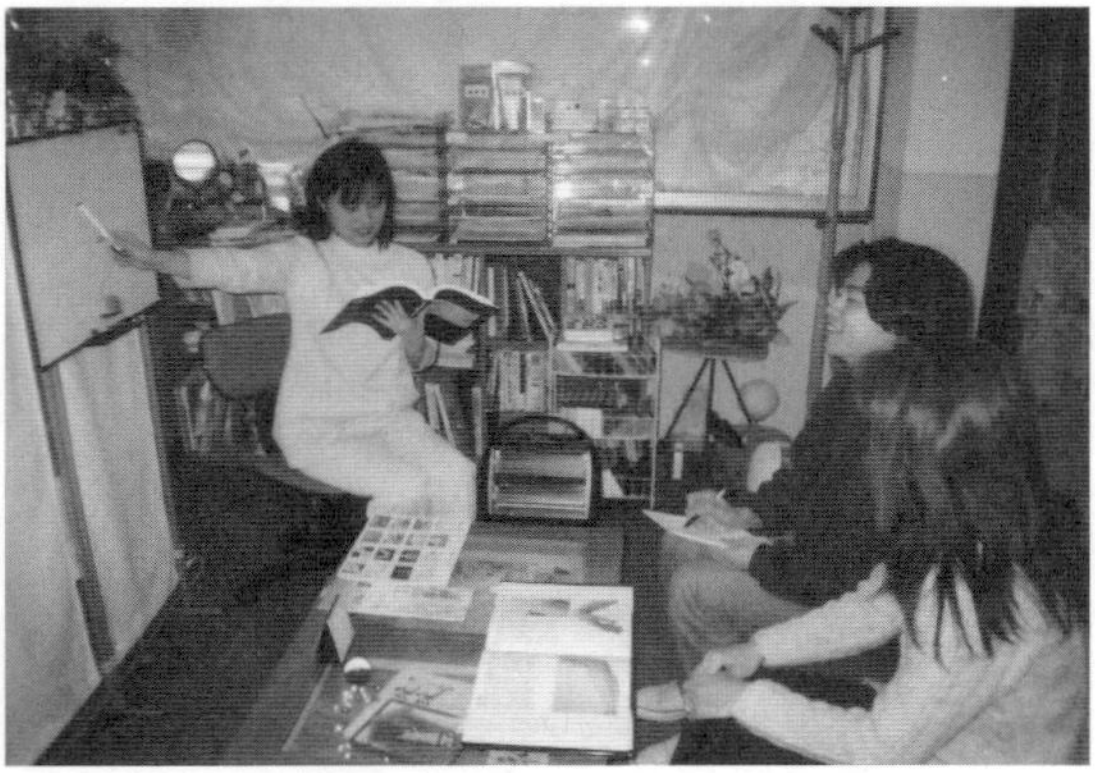

バイオセラピー授業風景

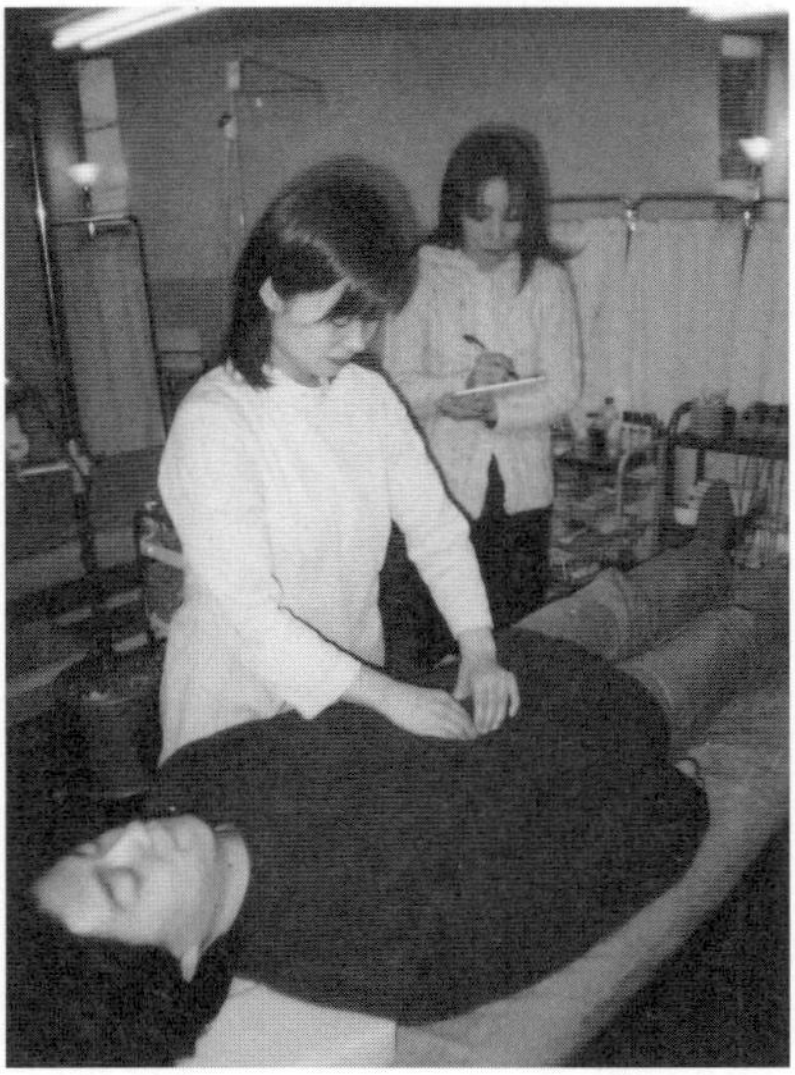

・指圧のように施術者が指を痛めることがない。
・まったくの未経験者でも、短期間で一流の技術を身につけられる。（少人数制）
・鍼灸やリフレクソロジー、他の整体などと併用ができる。
・ダイエット、O脚矯正、美肌などの施術も充実している。
・ビデオ学習との併用で全国どこにいても通信教育が受けられる。
・多くの施術法があるので、身につけたいものだけでも学べる。（例えば気功整体だけを学んだ人は、自然気功整体師になれる）

などの特徴がある。いずれにしても、高い効果の施術であることは確かで、バイオセラピストがよく患者さんにいわれる次のような言葉がある。

「先生の手は、魔法の手だ」

バイオセラピーとはこんな療法

少し専門的な話が続いたので、それらをわかりやすく説明した記事を紹介したい。日刊ゲンダイという新聞に掲載されたものだ。

●バイオセラピー〈気功・整体・ヒーリングマッサージ・温熱の4療法を柱に体系化した技のデパート〉

「バイオセラピーとは、気功、整体、ヒーリングマッサージ、温熱の4療法を柱に、あらゆる民間療法のいいところだけを取り入れて体系化させたオリジナル療法です」（東洋メディケア院長の息吹友也氏）

指圧、鍼灸（しんきゅう）といった東洋医学の各種療法や手技をはじめ、院長自身が編み出した手技など、西洋医学以外のものであればなんでもござれ、患者の状態に合わせて、これらの療法を組み合わせていくのである。さっそく特別コース1時間を受けてみることに。

まずは問診票に具合の悪いところを記入。簡単なカウンセリングの後、姿勢や筋肉の張り具合をチェックされる。骨盤のズレや背骨の歪み、肩や首の傾き加減を見るのだ。さらに、背骨の両わきにある筋肉の張り方で体の具合がだいたい把握できるのだとか。

お次はベッドへ移動。あおむけになり、脈診を受ける。たとえば手首にある3つの脈からは上半身、腹、下半身の状態がわかるといった具合に、それぞれの脈の打ち方で、器官や部位の状態を把握できるという。

「食事を取ったり、取らなかったりしませんか？　あと、小腸の脈の打ち方が弱いところをみると運動不足のようです」と院長。

大当たりである。

さらに、腹全体をゆっくり圧しながら硬い部分を探っていく腹診を受けて、一通りの診断が終了した。

「ここまでの段階で、どんな療法や手技を施していくか、おおよそのプログラムを立てます。あとは、患者さんの要望を取り入れながら実際の施術に入っていきます」

●火のついた漢方薬をなんと腹の上に……!!

記者に最初に施されたのは、腹火法という温熱療法だ。アルミホイルの上に、ヨモギ、カンゾウ、チンピといった漢方薬をブレンド、これにアルコールをかけて火をつける。パチパチという音とともに燃え盛る炎、そいつを腹の上に乗せるのだ！　手荒な手技に思えるが、衣服の上に乗せるだけなので、ヤケドをすることは決してない。漢方薬の芳香が漂い、腹全体にじわーっとした温かさが広がる。想像以上に心地よい。東洋式アロマテラピーといったイメージか。

「これはおなかの冷えや胃腸虚弱をはじめ、気力減退にも効果的です。炎には気（エネルギー）がすごくある。また、へその下にある丹田というツボは気をためやすい。だから、おなかの上で炎をたくと、気が高まりやすいというわけです」

炎が燃えている4～5分の間に足のオイルマッサージ。ヒザ下から足裏、足の指まで丁寧にマッサージしてくれて、まさにゴクラク気分だ。経絡を中心に圧していくというオリジナルのオイルマッサージで、適度に痛気持ちよい。

ここでは手技以外に、物理療法にもこだわっている。磁気ベルト、イオンマット（体内を強制的にアルカリ性に変える）、遠赤外線治療機（血行促進）などなど、治療器具や健康器具が実に20種類以上もあるそうだ。そんな中から続いて取り出したのは、医療用木槌（きづち）だ。これで、ツボが集まっている足裏をたたくのだ。毛細血管にある赤血球をつぶすと、新しい血が行き渡るため、調子がよくなるらしい。

続いてうつぶせに、骨盤矯正、背骨の両わきの筋肉をほぐすオイルマッサージ、ストレッチ整体と続く。普段使わない筋肉がぐいーっと伸ばされて非常に気持ちよい。再びあおむけになり、首を矯正して、施術終了だ。その後、生活改善や飲むと効果的な漢方薬のアドバイスをしてくれる。

今回は取り入れなかったが、この治療院では希望者に鍼治療（日本式）や温灸もある。「あの療法を試してみたい」「あれとこれを組み合わせて受けてみたい」など、患者のワガママを聞いてくれる治療院なのだ。

（日刊ゲンダイ『現代治療院』より抜粋）

究極の養生法

養生法とは、健康で長生きするための生活法である。養生法には、心の使い方、食事の取り方、体の動かし方など、あらゆるものが含まれる。そう考えると、この本自体が、養生法の本といえる。しかし、ここではさらに詳しく、養生法について述べていきたい。

日本において養生法を広めた人物といえば、江戸時代の学者、貝原益軒《かいばらえきけん》が挙げられる。彼はその時代に「養生訓」という本を書き、その養生法は広く人々に受け入れられた。その養生法をまとめてみると、次のようになる。

・人の命は天からの授かりもの。しかし、たとえ虚弱に生まれついたとしても、養生さえよくすれば、長生きができる。

・生命を産んだ大宇宙に畏敬の念を持ち、生活を慎み、物事を愛おしむ気持ちが大切である。

・人生に楽しみを持って生きよ。楽しみとは、欲求の充足や快楽ではない。自然への感動や人間の能力の向上など、心の豊かさを追求した楽しみである。

・元気を巡らせることが重要。そうするには、心に和を持ち、節度ある飲食をし、体をよく動かすことだ。

・腹式呼吸法で呼吸を整え、気をヘソ下三寸の丹田にためるイメージを持つ。

・病気になったからといって心配しすぎると、病いはさらに悪化する。

・病気になり医者にかかるときは、よい医者をよく選ぶ必要がある。

・導引で血気の巡りをよくする。導引とは、中国に伝わる健康体操。体を曲げ伸ばし、さするなどしてほぐす方法。現在の整体やマッサージにも通じる。
・心は平らに、気はやわらかに言葉少なく静かにする。これで徳が養われ、健康も保てる。
益軒より少しあとに、神沢杜口《かんざわとこう》という人物も、養生法について次のようにいっている。彼は、人生の前半生は病弱だったが、八十歳になるまで健康で仕事を続けた人物だ。
・気を養うことが第一に大切だ。なのに、多くの人々は喜怒哀楽の感情に動かされて、気が休まる暇がない。なぜ人の感情にとり止めがないのかというと執着があるからだ。執着は病いの源となる。
・人が病気になる原因には、次のものがある。風寒暑湿という環境によって体調を崩す場合と、怒喜思悲憂驚恐という七つの感情に左右された場合だ。環境による病いは治りやすい。感情からくる病いは治りにくい。心をいかに保つかが重要。
・気を養うには、歩くことだ。よく身を動かせば、体に気が養われる。

杉田玄白の養生法

江戸時代の医者、杉田玄白といえば、『解体新書』や『蘭学事始』などの書物で有名である。その玄白は、養生法について次のようにいっている。

・昨日のことは後悔するな。
・明日のことは考えすぎるな。
・飲食は、度をすぎるな。
・出所のハッキリしない食物は、食べるな。
・体調が悪くないのに、やたら薬に頼るな。
・セックスは、過度にしない。
・体をよく動かしなさい。

こうして見てみると、やはり健康になるための共通点が見えてくる。しかも、心の使い方がいかに大事かがわかってくる。

健康の六大条件

人が健康的に生きる養生法の柱となるのが、次の六つの事項といえる（バイオセラピー理論より）。

①食事

栄養のバランスがしっかり取れていること。野菜不足は特に気をつけること。量は多すぎず、少なすぎず、腹八分目が理想。アルコールを取りすぎない。規則正しい時間に食べること。できれば和食中心の食事にする。

体脂肪の高い人は、一日千六百キロカロリーから千八百キロカロリー以上取りすぎないように注意。（摂取量は労働内容により個人差あり）

②運動

一日一日、ジワッと汗ばむくらいの運動が理想。ウォーキングなら二十分～四十分を目安に歩く。ストレッチで筋肉をほぐしたり、ダンベルや腹筋などで筋力をつけることも必要。運動する時間のない人は、寝る前に布団の中で軽くストレッチや腹筋運動をやるだけでもいい。お風呂で三十八℃から四十℃くらいの熱すぎないお湯に十分から二十分くらい入って、ジワッと汗をかくだけでも運動に近い効果が期待できる。

③睡眠

一日八時間が理想。短時間睡眠法は体に合わない人が多い。やはり八時間前後の睡眠は心身の疲れをとるのに必要なリラックスタイムといえる。

④イメージ

常に前向きで明るいイメージを持つだけでも、心身の働きは違ってくる。笑い、リラックス、幸福感、プラスイメージなどをキーワードに、心をコントロールする努力が必要。

⑤呼吸

現代人は、呼吸の大切さをあまり知らない。腹式呼吸でゆったりと呼吸することは、自律神経の調整や血圧の安定化につながる。呼吸法も細かく分ければ二十から三十種類以上ある。それぞれに役立つ内容が異なる呼吸法もある（本章最前項参照）。基本的なものは、三～四秒で吸って五～六秒で吐く、ゆっくりとした腹式深呼吸である。

⑥姿勢

胸を張り、背筋をまっすぐにする。この正しい姿勢は、肺にしっかりとした呼吸を行わせ、内臓の働きをよくする基本だ。姿勢はピンとしたり、リラックスしたりとメリハリは大切だが、なるべくまっすぐな背筋をキープすることが大切。よい姿勢でいるためには、日頃からストレッチ等で筋肉をよくほぐしておくことも必要。

夏の冷えに注意

夏は暑い。だから体も温かいと思っている人が多いのではないか。しかし実際のところ、夏こそ体が冷えている。体は、夏の暑さから自分を守るために皮膚表面にジワッと汗をかく。この水分が気化するときに体が冷える。

だから暑い日に体を触ると冷たいことが多い。特に、首すじ、おなか、腰、おしりなどは冷たい。このまま冷えた状態が続くと、その後、不調となるのだ。夏カゼ、胃腸不良、首や肩のコリ、体調不調、頭痛など症状は様々。しかも最近ではクーラーのせいで、夏の方がかえって体を冷やす機会が多くなってきている。クーラーもなければ困まるが、かけすぎは体によくない。

だから夏こそ常に体を触って、冷えをチェックしなくてはならない。そして汗をかいていたら下着を取り替えるか、タオルで汗をよく拭き取ることだ。それが暑い夏を乗り切る重要なポイントだと思う。

食事法で運がよくなる

食事は非常に重要である。長寿のためには、和食中心で腹八分目の量を食べることがポイントだ。いくら和風だからといって食べすぎては意味がない。

一日三食しっかり食べる。ごはん一杯に具だくさんのみそ汁。魚料理に野菜の煮物。それに少々の納豆とおひたしと豆腐とゆで卵。以上が主な食事の基本的な取り合わせではないだろうか。量は少なく、種類は多く。個人差はあるが、できれば一日千八百キロカロリー前後におさえたい。

この食の大切さは、健康だけでなく、人間の運命も左右するらしい。それは、江戸時代の占い師、水野南北が書いた書の中に示されている。彼の説によると、飲食を慎んで生活している人は、長寿で運もよいという。南北は、当時六百人以上の門下生を持つ、大変高名な占い師であった。その彼が長年占いを続けてきた中で、大食漢に不運な人が多かったという。またその逆に食をしっかり慎んでいる人は、運がよかったという。そして、来年の大難は避けられないという人でも、食を慎んだために大難をまぬがれた例も多いという。

また、若いうちからぜいたくな食事を続けている人は、年を取ってから胃腸の病気になりやすいことも発見。そして彼はいう。

・大食漢であって、その量も時間も決まっていない人は、一生涯運はよくならず、家庭を壊し、病気になる。
・酒や肉を多く食して太った人は、出世することは難しく、晩年さらに悪い。
・酒や肉をたらふく飲食し、一見元気そうに見える人でも、本来の天の理にそむいた生活をしているので、運は長くは続かない。
・飲食を慎んでいると、心も体も健康で、気が自然と開けてくる。気が開けると、運もそれにつれて開けてくる。まず三年慎んでみることだ。

百歳の食卓

最近、百歳以上の長寿な方々への研究が進んでいる。なぜ長生きなのか、いったいどんな生活をしているのか。その研究発表が、様々なところで報告されるようになった。その長寿の秘密を要約すると、次のことがいえる。

・基本的に長寿の人は、長寿の遺伝子を持っている。病気に強い遺伝子だ。

・長寿の人は、なるべく自分で動こうとする。

・長寿の人は、なんでも食べる。肉、魚、野菜など多種を食する。

・長寿の人の多くは、家族に囲まれて、大事にされている。

この中で驚かされたのは、食である。意外にも好物が、うなぎ、天ぷら、刺身などだったのだ。百歳ともなれば粗食であろうという考えは、ただのイメージにすぎなかった。

長寿の人は、なんでも食べる。脂っこいものでも、カロリーの高いものでも。だが、よく考えてみれば、それは当たり前のことかもしれない。百歳という老体を支えるには、それなりの栄養素が必要になるのだろう。

八十九歳で現役を続けるある医師の健康法は、毎日スプーン二杯のサラダ油を飲むことだそうだ。確かに油は、皮膚や組織には不可欠なものだ。我々現代人の方が、あまりにも〝油はよくない〟と思いすぎているだけのことだ。油を食べないと、かえって体は体内に油をため込んでしまう。ダイエットすると、体重は減るが体脂肪は増えるという現象がそれである。

要するに、量の問題なのだ。なんでもまんべんなく多種を食べることが重要だ。百歳の人々が天ぷらを食べる。しかし、あくまで適量である。その量よりも多くの野菜も食べているのだ。理想では、肉類の三倍以上は野菜を取るべきだ。

例えば一日の摂取量は、次のようになる。

・ごはん類五〇〇ｇ（お茶碗一杯約一五〇ｇ）
・肉類（魚肉も含まれる）一〇〇ｇ
・豆腐類（植物性タンパク質）六〇ｇ

・野菜　四〇〇ｇ
これはあくまでひとつの目安なので、個人差は大きくある。
ちなみに約千六百キロカロリーを一日に摂取するための適量を次に表してみた。
・第一群（体に栄養をつけるための食品）
　乳製品（牛乳コップ一杯・チーズ一枚）と卵一個
・第二群（骨や肉を作るタンパク質系）
　魚介類（イワシ四〇ｇ）
　肉類（豚モモ肉六〇ｇ）
　豆、豆製品（豆腐半丁）
・第三群（体の調子をよくする食品）
　緑黄色野菜（ニンジン、ホウレンソウなど合わせて一〇〇ｇ）
　淡色野菜（ダイコン、キャベツ、玉ネギなど合わせて一〇〇ｇ）
　芋類（ジャガイモ一個、一〇〇ｇ）
　果物（りんご三分の二個）

4つの食品群の食品の種類

食品群		おもな食品
第1群	乳・乳製品	牛乳　脱脂乳　粉乳　練乳　ヨーグルト チーズなど
	卵	鶏卵　うずらの卵　あひるの卵　乾燥卵 ピータンなど（魚卵は含まない）
第2群	魚介・肉	生鮮魚　冷凍魚　塩干魚　魚加工品　貝類 イカ　タコなど 獣鳥鯨肉およびその内臓　ハム ソーセージ　ベーコンなど
	豆・豆製品	大豆およびその加工品　その他の豆 枝豆など
第3群	緑黄色野菜	ほうれん草　からし菜　小松菜　京菜　春菊 かぶの葉　大根の葉　トマト　まびき菜 にんじん　ブロッコリー　かぼちゃ　パセリ にら　せり　サラダ菜　切り三つ葉など
	淡色野菜	キャベツ　白菜　レタス　きゅうり　かぶ なす　うど　ごぼう　れんこん カリフラワー　もやし　セロリ　大根 海藻類　きのこ類など
	芋　類	じゃが芋　さつま芋　里芋　山の芋など
	くだもの	みかん　りんご　梨　ぶどう　柿　いちご すいか　メロン　桃など
第4群	穀　物	精白米　胚芽精米　麦　雑穀　小麦粉　もち めん類　でんぷん類　はるさめなど
	砂　糖	砂糖　ブドウ糖　はちみつ　水あめなど
	油　脂	バター　マーガリン　ヘット　ラード 大豆油　サラダ油　ごま油　マヨネーズなど
	菓子類	あめ玉　せんべい　ビスケット　まんじゅう ケーキなど
	種実類	落花生　くるみ　くり　ごま　ぎんなん ナッツなど

女子栄養大学出版部編「四訂食品成分表」より

・第四群（エネルギーの源となる食品）
穀物（ごはん三杯）
砂糖（砂糖大さじ一杯）
油脂（バター小さじ二杯、オリーブ油小さじ二杯）
種子類（ピーナッツ、ゴマなどを少々）
このような種類を、まんべんなく、適量食べることが、健康への道といえる。

健康食品は本当に効くのか？

世界でも日本でも、サプリメント、健康食品は大きな市場となっている。健康増進、病気改善などを謳い、カゼに効いた、アトピーに効いた、ガンに効いたなどの体験談も数多く公開されている。中には、こんな医学的に根拠のないことをいってよいのだろうかと思うものも少なくない。そこで、健康食品の効果についてお話ししたい。

健康食品は、あくまで食品である。薬ではない。だから薬のような効果は期待できないと思っていい。例えば、健康食品を飲んだら即効で病気が治ったとか、劇的に改善したとかいうことはほとんどない。ところが、雑誌の体験談などには信じられないくらい劇的に〝この健康食品で治った〟と紹介されている。〝この健康食品は効く〟といっている医者のコメントがあり、その次に使用者の体験談があれば、普通の人ならまず信じてしまう。

私も二十年以上、数多くの健康食品を研究してきたし、効果の高いという健康食品をいろいろ実験してきたが、体験談にあるほどの劇的効果のあるものは、まずなかった。よくよく考えてみると、体験者とは全体数の中のごく一部である。百人のうち三人しか効かなくても、その三人のコメントしか載っていなかったら、見た人はすごく効くとカン違いしてしまう。また、体験者の多くは医者の薬と併用している場合が多く、実は薬の方が効いていた、ということも少なくない。

だから、正しくデータを出すには、①健康食品のみを飲んだ人、②薬のみを飲んだ人、③薬と健康食品を併用した人、④何もしなかった人、という四つのグループに分けて調査する必要がある。しかも、少なくとも一グループに百人以上のデータが必要だ。なぜなら、効き方には個人差がある。この人に効いたからあの人にも効くというものではない。だから①〜④の比較の他に、①の中でも効果がどれくらいの人にあったのか詳しく調べる必要がある。それだけのデータがあって、初めて信頼性が生まれる。

一般的に、薬は百人中八十人から九十人の人には効く。健康食品は、たまたまその人の体質に合ったものなら効く。強さも、薬九十パーセントに対して健康食品三十パーセントというくらいの比較ができるだろう。しかし、それでよいのだと思う。薬は九十人の人に効くがそれだけ強いので副作用も多い。私の治療院にくる患者さんの中にも、薬の副作用で体調をおかしくしている方が少なくない。一方、健康食品は薬の三分の一程度の効果しか期待できないが、副作用もなく、ジワジワと体のプラスになることは確かだ。

だから健康食品を買うときは、体験談ばかりを全面的に信用せず、体質によって効く人とそうでない人がいることを充分頭に入れておくことだ。また、薬のように効果があるような書き方をしている健康食品は、まず疑っていい。薬ほど効いたら、副作用もある。それほど効いたら国が薬としてとっくに認可している。そういう健康食品は、一種の新興宗教的要素を持っていることが多い。会員に効き目を盲信させ、デタラメな医学知識を植えつける。健康食品は、あくまで補助食品である。それを忘れてはならない。

それでは、どうやってよい健康食品を見つけたらよいのだろうか。

●成分をよく確かめる

安い健康食品に多いのだが、錠剤製品ではブドウ糖、液体製品ではカフェイン、お茶類ではハトムギなどで成分をごまかしているものがある。これらはただ製品の量を増やすためであったり、一時的な興奮作用によって効いたと思わせるだけの効果がほとんどだ。やはり、原材料をよく見て購入すべきだ。

●興奮剤系ドリンクはほどほどに

よくテレビで宣伝している〝疲れたら○○〟〝ファイト一発〟〝愛情一本〟などのキャッチコピーを使っている元気系ドリンクは、私はあまりお勧めしない。あれは早い話、神経興奮作用を主に考えた飲み物だ。カフェインやその他の成分によって神経を刺激する。

それを長く飲み続けると、神経のバランスを崩しかねない。私の治療院へくる患者さんの中で、この元気系ドリンクの飲みすぎで、体調不良、自律神経失調症になったと考えられる方々が多い。ドリンクをやめるように指示すると、皆、体調が戻ってくることでわかる。

これらのドリンクは、あくまで一時的に利用するものだ。例えば、疲れてどうしようもないときにどうしても仕事が入っていて、もうひとガンバリしなくてはならないときなど、疲れた神経にもう一度ムチ打つためのドリンクだ。しかし、そんな無理を長くしていたら、いつか体が壊れる。だから常用はできない。体のことを考えたら、その日は無理しないで早く寝て、次の日にリフレッシュしてやれば、ドリンクに頼る必要もなくなる。

私はこれらのドリンクよりも、カロリーメイトやポポンSなどの総合栄養製品をお勧めする。ゆるやかだが、ジワーッと体の栄養になる。

●歴史を信じる

長い歴史の中でも廃れないで残っているものがある。東洋医学然り、健康食品然りである。長い歴史で百年、千年と残っている健康食品とはなんだろうか?

ニンニク、ハチミツ、ローヤルゼリー、キノコ類、味噌や納豆やヨーグルトなどの発酵食品などが考えられる。これらは食品栄養学的にも医学的にも高い効果が報告されている。なんらかの効果があるからこそ、ずっと残ってきたのだ。五年、十年の研究データより、ずっと信頼性も湧く。

私も健康食品を数多く試作してきたが、今はマイタケ、ニンニク、ローヤルゼリー、ビタミンCを入れた『生命源』という製品に落ち着いた。体力アップ、疲労回復、免疫力強化など、基礎体力をつけるのにかなりの効果があるという利用者が多い。

●SOD力価

最近よく耳にするのが〝病気の原因は体内の毒である活性酸素。それを取るのがSOD作用のある食品〟という言葉だ。これは医学的にも証明されている事実だ。SOD作用のある健康食品は数多く出てきた。お米や大豆や小麦等の胚芽の部分を発酵させたものが多い。または、ビタミンA、C、Eもその効果が高いといわれる。その他、お茶類にもSOD効果が期待できるものがあったり、パパイヤ等の果物もその効果が高いといわれる。

では、いったいどれがよいのだろうか？　そのひとつの目安として、SOD力価というものがある。日本食品分析センター等で調べる活性酸素除去能力のことだ。DPPH法やESR法など、調べ方によって単位が異なるため、統一的に見ることが難しい場合もある。健康食品のSOD力価は、DPPH法で調べたものが多い。それで計ると一gにつき八十万Ugという大きな力価のある健康食品もある。

単に〝この健康食品にはＳＯＤ作用がある〟というだけでは判断できない時代となった。いったいいくらの力価があるのか、それが重要である。

●自分に合ったものを選ぶ

他人に効くから自分にも効くとはいえない。薬でも健康食品でも、自分に合う、合わないは、重要なことだ。先に述べたＳＯＤ力価にしてもそうだ。力価の高い方がよい場合が多いのだが、人によっては力価が低くてもこの商品が効く、という人もいる。最終的には、自分に合ったものを選ぶことが一番である。

究極のスーパードリンク

私はいつも実年齢より五～六歳若く見られる。そしてよく聞かれる。

「何か特別な健康法をやってますか?」

考えてみたら特別なことなどやっていない。やっていることといえば、食事に気をつけ、睡眠時間を確保し、呼吸法や整体法で体をほぐしていることくらいだ。だが、ひとつだけ人と違ったことをやっている。それが、生命源ドリンクだ。

生命源とは、私が作っている健康食品で、マイタケ、無臭ニンニク、ローヤルゼリー、ビタミンCを入れた粉末食品である。二百ccの牛乳に、生命源大さじ一杯、すりゴマ大さじ二杯、キナコ大さじ三杯を入れて飲んでいる。これは特別な健康法に入ると思う。

私の治療院へくる患者さんは〝ぜひ同じものを飲んでみたい〟という方が多いので、今では生命源を販売することにした。患者さんもいろいろと工夫して飲んでいるようだ。ハチミツやココアを入れたり、青汁の粉末を入れたりしている。牛乳の量も人によっていろいろだ。牛乳の苦手な人は、お湯に溶かして飲んでいる。生命源が手に入らない人でも、ゴマキナコミルクは健康によいので、ぜひやってみてほしい。

あとがき

東洋医学、東洋思想を中心に、いかに心身を使えば健康が保てるか、ということについて述べてきた。

私は昔から苦しみの中にあえて飛び込む人だった。就職するときも、ラクで高給の就職口があったにも関わらず、あえて弱小企業の最もキツい仕事を選ぶような人間だった。苦労の連続で、私には何も残っていないと思われたが、こうして私の経験から得たものを皆さんに伝えることができた。参考にしていただければ幸いである。

健康について、結論的ないくつかの言葉を書き述べておきたい。

「柔軟な頭、柔軟な心が、健康を作る」

「体は健康になりたがっているのに、心がそれを邪魔している」

そして、この有名な言葉も、本書で書かないわけにはいかないだろう。

「気は長く、心はまるく、腹立てず、口慎めば、命長らえる」

本書は健康のみならず、生き方や幸福論にまで手を伸ばした。なぜなら、それらのバックボーンがしっかりしていて、初めて真の健康が得られるからだ。

そこで、私の尊敬するナポレオン・ヒルの幸福の条件を紹介したい。彼はアンドリュー・カーネギーに依頼されて、二十年以上にわたり、世界の成功者たちを調査し、その共通点を見いだした人物である。彼は、真の幸福には、次のような条件が満たされる必要があるといった。

・積極的プラス思考を身につける
・心身の健康を常に保つ
・心をすべての恐怖から解放させる
・信念を持ち続ける
・自分の仕事を愛する
・いかなる状況でも自制心を持つ

・人間関係での調和を重視する
・将来の成功への希望を持ち続ける
・他人の幸せを喜ぶ気持ちを持つ
・すべてにこだわりのない心を持つ
・他人を理解する心の広さを身につける

次に、三国志で有名な諸葛亮孔明の人生訓も、ぜひ参考にしていただきたい。

「優れた人は、静かに身を修め、徳を養う。無欲でなければ、志は立たず、おだやかでなければ、道は遠い」

彼は、さまざまな知識を学ぶことの重要性を知っていた人物だ。しかし、彼は単に学び、頭デッカチになるのでは意味がないといった。そこに心や志があってこそ、学問の完成があるといっていた。最近の日本人は、学歴や暗記能力は向上したが、心や志がなくなったと、ある大学教授が嘆いていた。徳、無欲、志は、真の幸福に欠かせないものなのだと孔明は知っていたのだ。

ここで私の経験から得た、人生においての大切な心構えを紹介したい。

●幸福の十カ条

①素直に謝る心を持つ

②すべてに感謝する心を持つ

③人の苦しみが我がことのように感じられる心を持つ

④決めたことを実行する努力の心を持つ

⑤耐える心を持つ

⑥物事を平和に運ぶ賢い頭を持つ

⑦未来のことを細かく読める力を持つ

⑧こだわりのない心を持つ

⑨いつも明るく幸せな気持ちでいられる満足感を持つ

⑩苦労を苦労とも思わない強い精神力を持つ

　これらをすぐに自分のものにすることは難しいかもしれない。しかし、人生とはこの十カ条を身につけるための修業としか思えないくらいだ。

　私は、心身の幸福を語るとき、いつも『$C=AK^2$』が大切だという。幸せ（Ｃ）は、愛情（A）と健康（K）と経済力（K）に、ある程度満たされることが大切であるという意味である。幸せはスペル的にはSが正しいが、幸せの「し」の発音とCが音的にマッチしているので『C＝AK^2』と呼んでいる。アインシュタインのE＝MC^2からインスピレーションを受けて作った方程式だ。

人間は、愛と健康とある程度のお金に満たされたとき、最も幸福なのかもしれない。そのどれかひとつでも飛び抜けて得られても幸せだろうが、できれば三つがバランスよくあってほしいものだ。このAK^2を得るためには、先の幸福の十カ条が必要になってくる。それに、真の幸せを得たかったら、最初にメチャクチャ苦労する方がよい。真の幸せは、苦しみの先にあるものだと私は思う。そう考えると、苦労は幸福への入り口以外の何者でもない。

この世には、本当の行き詰まりやドン底は存在しない。それらはひとつの通過点に過ぎないからだ。そう捉えたとき、心の解放が始まる。真の自由に、心身共に解き放たれる。

考え方を変えれば、見えなかったものが見えてくる。心を変えれば、人生が変わる。もともと人間は、こうして生きているだけで、充分幸せなのだ。よけいな苦しみから解放されたら、また新たな気持ちで歩んでほしい。

――こうして生きていることに、感謝――

本書があなたの人生に、少しでも指針を与えることができたなら、幸いです。

最後まで読んで下さり、本当にありがとうございました。

息吹　友也

〈参考文献〉

山田光胤・代田文彦著「図説　東洋医学〈基礎編〉」学習研究社
立川昭二著「ＮＨＫ人間講座　養生訓の世界　人生の達人・貝原益軒」ＮＨＫ出版
教科書執筆小委員会著「東洋医学概論」医道の日本社
ルイーズ・Ｌ・ヘイ著「ライフ・ヒーリング」たま出版
息吹友也著「１００億年後の地球」星雲社
息吹友也著「アルファ気功法・開運の極意」学習研究社
息吹友也著「背中を見ればあなたの運命がわかる」ごま書房
香川芳子監修・女子栄養大学出版部編「四訂食品成分表」女子栄養大学出版部
女子栄養大学出版部編
「バランス献立シリーズ①　1600kcalの和風献立」女子栄養大学出版部
森野眞由美監修
「やせたい人のカロリー事典　外食＆スーパー・コンビニの食品」成美堂出版

水野南北著「開運の極意」大見屋
石浦章一著「脳内物質が心をつくる」羊土社
井出雅弘監修「自律神経失調症」高橋書店
ナポレオン・ヒル著／田中孝顕訳
「ナポレオン・ヒルの巨富を築く13の条件」文画サンド版　きこ書房

著者プロフィール

息吹 友也（いぶき ともや）

日本バイオセラピー協会主宰・東洋メディケア院長・
東洋医学研究家・作家

20歳のとき、独自の気功法を開発し施術を行う。その後、整体法、鍼灸術と東洋医学を幅広く体得。経絡理論による鍼灸治療の他、シャクジュ療法、吸角療法、刺絡療法、漢方薬学、東洋思想などあらゆる東洋療法を学ぶ。オイルセラピーなど諸外国の伝統医療も数多く研究。栄養学、食事法、養生法にも精通。その他、人間の潜在能力を研究するため、ソニー株式会社の研究室に４年間研究協力していた。

物理療法も多用し、光線療法、磁気療法、遠赤外線療法、イオン通電療法、超音波療法などを施術に取り入れている。独自に開発した理論や施術法は数多い。「アルファシステム」「アルファ気功法」「ヒーリングマッサージ」「自然気功整体法」「息吹腹部人体図」「息吹反応点」「接触鍼α」「息吹腹診法」「腹火法」……など。「生命源」や「神秘茶」などの健康食品も開発。それらの総合母体であるバイオセラピー協会を主宰し、東洋医学の普及に力を入れている。

また作家としても、健康書、ビジネス書等、著書多数。「背中を見ればあなたの運命がわかる」（ごま書房）、「100億年後の地球」（星雲社）、「60分でわかるＰＨＳ」（PHP出版）はベストセラーとなる。

●バイオセラピーについてのお問い合わせ先

東洋メディケア　〒103-0002
東京都中央区日本橋馬喰町１－８－１
神戸ビル２Ｆ
ＴＥＬ　03－3639－9553
息吹携帯090－3909－5585

※施術は予約制になっています。

●東洋メディケア・ホームページ
http://www4.ocn.ne.jp/~tmc/

バイオセラピー　東洋医学的究極の健康法

2001年11月10日　初版第１刷発行

著　者　息 吹 友 也
発行者　韮澤潤一郎
発行所　株式会社たま出版
〒160-0022 東京都新宿区新宿1－10－1
電話03-5369-3051（代表）
03-3814-2491（営業）
振替00190-8-728265

印刷所　図書印刷株式会社

ISBN4-8127-0150-3 C0047